RECHERCHES PERSONNELLES
SUR LA
PATHOGÉNIE
ET LES
INDICATIONS THÉRAPEUTIQUES
DES
HERNIES ÉTRANGLÉES

Par le Dr Félix PAQUET, de Roubaix,

Lauréat de la Société de Médecine du Nord.

" Quant aux phénomènes généraux, le point de départ en est dans
" la perturbation du système nerveux abdominal ;..... etc. Je ne fais,
" comme on le voit, qu'ébaucher la question ; mais, c'en est peut-être
" assez pour montrer combien peu on s'est préoccupé de l'étudier
" sous cette face et combien il reste à faire pour donner de la pré-
" cision aux conclusions qui précèdent. "
LE DENTU. — *Art, Hernies*, p. 595. — *Dict. de Méd. et de Chir. prat.*

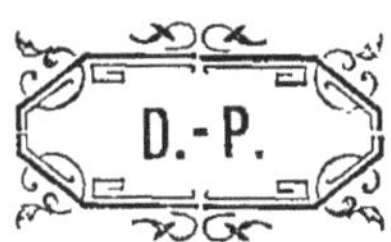

ROUBAIX
Impr., Libr. DUTHOIT-PAQUOT, rue du Curé, 16.

1877.

RECHERCHES PERSONNELLES

SUR LA

PATHOGÉNIE

ET LES

INDICATIONS THÉRAPEUTIQUES

DES

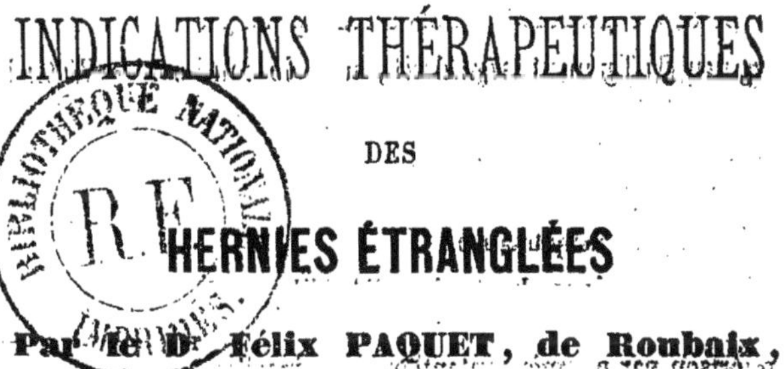

HERNIES ÉTRANGLÉES

Par le Dr Félix **PAQUET**, de **Roubaix**,

Lauréat de la Société de Médecine du Nord.

" Quant aux phénomènes généraux, le point de départ en est dans
" la perturbation du système nerveux abdominal ;...... etc. Je ne fais,
" comme on le voit, qu'ébaucher la question ; mais, c'en est peut-être
" assez pour montrer combien peu on s'est préoccupé de l'étudier
" sous cette face et combien il reste à faire pour donner de la pré-
" cision aux conclusions qui précèdent. "

LE DENTU. — *Art. Hernies*, p. 595. — *Dict. de Méd. et de Chir. prat.*

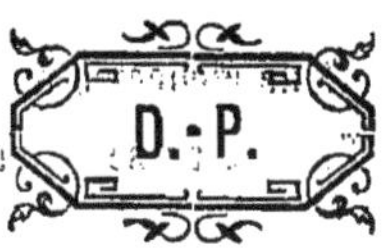

ROUBAIX

Impr., Libr. DUTHOIT-PAQUOT, rue du Curé, 16.

1877.

DU MÊME AUTEUR :

Étude sur le Traitement des Fractures de la Clavicule.

Pathogénie et Traitement rationnel de l'Érysipèle. — (Inédit).

Dilatations bronchiques simulant la Phthisie. — Mme A. de Douai vue en consultation avec le Dr L***. Succès de la Médication sulfureuse.

Cas remarquable de Dystocie par brièveté du Cordon. — Renversement de l'Utérus. — Guérison.

Monstre anencéphalien. — Grande Rue prolongée.

Phlegmon du ligament large droit, suite de couches. — Wattrelos.

Fausse ankylose du genou datant de huit mois. — Guérison par le redressement progressif.

Deux observations de rupture veineuse traumatique. — Hémostase immédiate par l'acupuncture.

Section traumatique du tendon d'Achille. — Écartement de 8 centimètres entre les extrémités tendineuses. — Affrontement et suture, guérison par première intention. — Linselles.

Blessure pénétrante de la Cornée avec prolapsus de l'Iris. — Réflexions sur les indications thérapeutiques.

Écrasement du Métacarpe chez un mécanicien du peignage de M. Prouvost. — Déchirure des Gaînes tendineuses. — Conservation de la main. — Guérison.

Ostéo-Sarcôme de l'avant-bras ; excision suivie de récidive. — Amputation du bras, récidive dans le moignon.

Kyste articulaire et périarticulaire du Genou. — Kyste de la Bourse séreuse praerotulienne et Synovite des tendons de la patte d'oie, consécutifs à la Blennorrhagie chez la femme.

Pansement des plaies d'amputation. — Nouvelle méthode. — Mémoire couronné par la Société de Médecine du Nord.

Chondrôme pelvien. — Tumeur de sept livres. — Rapport à la Société de Chirurgie.

Calcul du Canal de Sténon. — Extrait du Bulletin de la Société de Chirurgie.

Adénôme d'une partie de la Parotide. — Extrait du Bulletin Médical du Nord.

RECHERCHES SUR LA PATHOGÉNIE

ET

LES INDICATIONS THÉRAPEUTIQUES

DES

HERNIES ÉTRANGLÉES.

L'étude clinique des Hernies nous fait assister à des terminaisons bien différentes : ici, la mort, si l'art n'intervient point; plus loin, un cortège de symptômes peu effrayants et la réduction de la Hernie par le repos et quelques moyens très-simples, sans opération. Cette diversité dans les résultats devait attirer l'attention des chirurgiens.

Si nous parcourons les Mémoires de l'Académie de Chirurgie, nous verrons que l'on se préoccupe plutôt du mécanisme de l'étranglement que de l'étranglement lui-même. La doctrine de Goursaud (1), qui, attribuait à l'engouement la symptomatologie herniaire, régna près d'un siècle; quand vint Malgaigne (2). Il réduisit à néant la théorie de l'engouement en proposant la doctrine de la péritonite herniaire comme seule capable d'expliquer tous les faits. Les opinions de Malgaigne furent acceptées et prises en sérieuse considération par des auteurs contemporains (3); mais, il est à remarquer que Malgaigne pas

---

(1) Sur la différence des causes d'étranglement dans les Hernies. — Goursaud. — Mém. de l'Acad. royale de Chir. — Tome IV.

(2) Mémoire lu à l'Académie des Sciences, séance du 14 Septembre 1841 et Journal de Chirurgie, tome 1, p. 129. — 1845.

(3) NÉLATON. — Éléments de Pathologie Chirurgicale. — Tome IV.
VIDAL DE CASSIS. — 4e et 5e édition publiée par Fano.
BROCA. — De l'étranglement dans les Hernies abdominales. — Thèse de Concours, 2e édition.
LE FORT. — Gazette hebdomadaire. — Février 1865.
GOSSELIN. — Leçons sur les Hernies abdominales.

plus que Goursaud, pas plus que les différents auteurs qui se sont occupé du même sujet, ne nous expliquait le point de départ des phénomènes généraux graves dans les étranglements herniaires. Parmi les chirurgiens dont l'attention a été attirée sur la Pathogénie des symptômes graves observés dans les étranglements, nous citerons MM. Le Fort et Demarquay ; nous avons à signaler aussi les expériences de M. Terrillon, entreprises à l'instigation du professeur Verneuil, et le mémoire de M. Berger lu à la Société de Chirurgie dans le courant de Juillet 1876. N'ayant trouvé nulle part la publication de ce travail, nous regrettons de n'avoir pu en prendre connaissance : il aurait pu sans doute nous fournir de précieux renseignements pour le travail que nous avons entrepris. Nous n'ignorons pas qu'il existe en chirurgie peu de questions aussi difficiles à traiter que celle qui fait l'objet de notre mémoire, aussi nous pardonnera-t-on plus facilement les lacunes et imperfections qu'on y pourra y rencontrer.

Les accidents graves dans les étranglements herniaires résultent de la constriction des nerfs de l'intestin de l'Épiploon ou de l'Appendice Vermiculaire (1) par des agents anatomiques ou pathologiques. En ce qui concerne l'Épiploon et l'Appendice Vermiculaire, ce sont les nerfs des artères épiploïques et les nerfs qui entourent les divisions ultimes de la Mésentérique supérieure qui sont le siége de l'hyperesthésie par constriction. Ainsi dans tous les cas de hernie étranglée, qu'il y ait étranglement vrai ou pseudo-étranglement, la lésion dominant toute la scène qu'elle prépare est la lésion des nerfs ; lésion plus ou moins ac-

---

(1) Observation du Dr Cabaret de St-Malô in Nélaton, tome IV, p. 435.
MERLING. — Heidelberg 1836..... Dissert. inaug.
TARAMELLI. — Journal des connaissances médico-chirurgicales, Mars 1836.

centuée et quelquefois même à peine apparente comme dans certains étranglements. De là une distinction importante au premier chef, entre l'étranglement vrai, où il y a constriction intense des tubes nerveux et le pseudo-étranglement où l'on trouve tous les degrés de lésions, depuis l'hyperémie simple des capillaires intrà et périfasciculaires, jusqu'à l'étranglement incomplet.

Dans le pseudo-étranglement ou constriction des nerfs incomplète, soit, par des exsudats inflammatoires, soit, par surdistension de l'intestin, les nerfs se trouvent compris et compromis dans la sphère de l'irritation dont le point de départ est le sac ou l'anse intestinale, ou même la zône située au-dessus de l'étranglement. Les nerfs de l'intestin subissent alors ce qu'éprouvent les nerfs plongés dans une atmosphère inflammatoire. C'est du moins ce que nous prouve l'examen microscopique que nous avons entrepris à l'amphitéâtre de Clamart, dans le laboratoire d'histologie (1). Les nerfs affectés sont tuméfiés, comme infiltrés d'exsudats vivement congestionnés ; les parois des capillaires sont plus épaisses et renferment un plus grand nombre de noyaux qu'à l'état normal : en outre ils sont plus dilatés. Les tubes nerveux superficiels sont diminués de volume, ainsi que le cylindre de Myéline. D'un autre côté, les trabécules du réticulum n'ont plus de transparence ; leurs contours sont moins accusés et en quelques endroits elles sont remplacées par des faisceaux de fibrilles analogues à celles du tissu lamineux ; mais bien différentes

(1) Une portion d'intestin provenant d'un sujet mort d'entérocèle crurale étranglée fut traitée pendant deux jours par une solution d'acide acétique au $\frac{1}{500^e}$, puis lavée à l'eau distillée, puis, plongée pendant une journée dans une solution de picro-carminate d'ammoniaque : le picro-carminate d'ammoniaque facilite l'examen des cylindres d'axe et du tissu conjonctif des nerfs. Au lieu d'acide acétique on se sert actuellement avec avantage d'acide osmique au $\frac{1}{500^e}$ La préparation se fait par délacération.

de celles-ci en ce qu'elles se gonflent en présence de l'acide acétique et forment une masse hyaline transparente. Ces fibrilles disposées parallèlement au grand axe des tubes nerveux tendent a envahir les mailles qui contiennent les tubes nerveux et à occuper la place de la Myéline.

Dans l'étranglement serré, vrai, ces lésions sont très-marquées ; le cylindre de Myéline disparait de plus en plus et le tissu fibrillaire de nouvelle formation envahit de plus en plus les mailles qui contiennent les tubes nerveux. Mais ce qu'il y a de plus important à noter, c'est l'hyperémie considérable des vaisseaux pèri et intrà fasciculaires des nerfs ; c'est surtout l'hyperémie intrà fasciculaire qui donne dès le début à la douleur son caractère d'acuité. L'hyperémie dans le pseudo-étranglement est moins prononcée, la douleur partant est moins vive.

Ces phlegmasies nerveuses amènent par elles-mêmes une constriction qui, jointe à celle déterminée par l'étranglement, provoque une excitation morbide, une névralgie si l'on veut ; l'irritation est transmise aux centres nerveux d'où proviennent les nerfs de la région ou siége l'étranglement et finalement se concentre sur les Plexus solaires.

Il est à noter que toutes choses égales d'ailleurs, ce n'est pas la quantité de douleur, mais la qualité de la douleur, qui produit les résultats les plus marqués.

Dans certaines circonstances, la douleur même peu intense d'un nerf viscéral, entraîne par action réflexe, la contracture des muscles vasculaires et détermine des troubles de circulation amenés par la Tétanie des petits vaisseaux. La petitesse du pouls, la pâleur et l'altération des traits, l'état exsangue des extrémités ainsi que leur refroidissement, la prostration des forces, l'extinction de la voix et la sensation de mort imminente (1) ; tout cela est le fait d'une irritation d'une division quelconque du système du nerf vasal. Il est bien évident que dans ce cas, ce n'est pas la lésion d'une anse d'intestin dans l'une quelconque de ses tuniques ; mais, la lésion des filets nerveux de cette anse qui produit cet ensemble redoutable : troubles de circulation et de température, ataxie des fonctions des viscères ; troubles généraux du système nerveux.

Car la douleur, la névralgie d'un nerf viscéral a ses proportions, et les résultats aussi varient proportionnellement en intensité ; non seulement elle peut produire par action réflexe la tétanie des muscles vasculaires et déterminer des troubles circulatoires ; elle peut aussi rayonner sur le nerf vague qui aboutit aussi aux Plexus solaires et même dans les cas où l'intensité de la compresion domine, être transmise du noyau d'origine du nerf vague sur les centres nerveux voisins : un centre entrant vivement en action, peut le faire de telle sorte que son activité s'irradie jusque sur les centres voisins. Les phénomènes réflexes obéissent aussi à cette autre loi : si l'excitation est très-intense, la réaction motrice s'étend à des fibres centrifuges d'un niveau différent, mais toujours en s'avançant vers la partie antérieure ou supérieure de la moëlle ; c'est-à-dire que l'irradiation s'étend de bas en haut jusqu'au bulbe et à la protubérance, la réaction devient générale, de sorte que les muscles du corps y prennent part, le bulbe formant comme un foyer général, d'où s'irradient tous les mouvements réflexes. (Loi de généralisation). (2)

Dans l'état de santé, nous n'avons pas conscience de ce qui se passe dans nos viscères ; ces organes deviennent-ils

(1) État général décrit par Malgaigne sous le nom de Choléra herniaire. — In Revue médico-chirurgicale 1852, t. XI, p. 55, et 1854 t. XVI, p. 118.

(2) Küss. — Traité de Physiologie.

malades, ressentent-ils une irritation dûe au tiraillement ou à la compression des nerfs, ils y font alors éprouver soit des paralysies des tissus organiques, soit des douleurs proportionnelles au degré d'étranglement (1) et parfois si intenses qu'on est témoin des symptômes nerveux les plus bizarres signalés pour la première fois par Desgenettes et aussi par Dupuytren. Ces symptômes nerveux toutefois ne sont pas aussi constants que ceux qu'on observe du côté de la circulation et de la température. Nous signalons à l'attention des observateurs, des troubles trophiques cutanés qui n'ont pas étés décrits jusqu'ici dans les étranglements herniaires.

CHAPITRE PREMIER.

Des troubles trophiques cutanés dans l'étranglement herniaire.

J'étais appelé en 1874 pour une femme agée de 58 ans, portant une Entéro-Epiplocèle ombilicale, habituellement mal contenue à l'aide d'une simple ceinture de toile et étranglée depuis 24 heures. La tumeur était du volume de deux poings, aplatie et présentant un pédicule large de 4 centimètres environ de diamètre. La peau était violacée dans une grande partie de la hernie, surtout dans la zône de la cicatrice ombilicale et cependant il n'avait pas été fait de taxis depuis que durait l'étranglement. On constatait de plus de la tuméfaction du tissu cellulaire sous-

(1) Il résulte des expériences de M. Richet sur les fonctions des nerfs sensitifs, que si l'on sérre modérément, la douleur d'abord vive, ira en augmentant au point de devenir intolérable, quoique la pression reste au même point. C'est le cas des excitations faibles. Dans les excitations fortes au contraire, le nerf ne tarde pas à être détruit et la sensibilité épuisée. Le mode d'action de l'électricité est le même et nous retrouvons en clinique les mêmes faits avec une interprétation identique.

cutané ; l'ensemble de la tumeur avait l'aspect d'un phlegmon circonscrit ; par place existaient de petites ulcérations superficielles et grandes comme une pièce de 50 centimes et au nombre de trois, laissant suinter de la sérosité sanguinolente ; ces ulcérations avaient été précédées de phlyctènes quelques heures après le développement de la hernie. Au début la patiente éprouvait des douleurs vives, une sensation de déchirement qui avait cessé avec l'éruption.

A quelle origine, à quelle lésion pouvons-nous rapporter ces troubles trophiques cutanés. Il n'y avait eu ni pression exagérée, ni traumatisme. Dépendent-t-ils d'une irritation quelconque, d'un état névralgique des nerfs de la cicatrice ombilicale sous l'influence de la périnévrite des nerfs de l'anse pseudo-étranglée ?

Les expériences nombreuses et décisives faites dans ces derniers temps sur les réunions bout à bout des nerfs de fonctions différentes, (1) prouvent que l'hyperesthésie provoquée en un point quelconque d'une fibre sensitive ou motrice se propage aussitôt et simultanément dans le sens centripète et dans le sens centrifuge. De même les irritations pathologiques développées sur un nerf sensitif soit à son origine périphérique, soit sur un point de son trajet, retentissant dans la direction centrifuge, jusqu'à l'extrémité terminale des filets nerveux, c'est-à-dire dans les papilles du derme (2) ou dans l'épaisseur du réseau muqueux, pourront dans certains cas y provoquer un travail phlegmasique.

Des faits analogues à celui que nous avons observé, ont

(1) VULPIAN. — Physiologie du système nerveux, p. 290.
(2) A. BIESADECKI. — Stricker's Handbuch, p. 595.
LANGERHANS. — Virchow's Archiv. Band 44.

été décrits, (1) mais jamais dans les étranglements herniaires. Pour en revenir à notre malade, après avoir été chloroformée, la hernie (il s'agissait d'un pseudo étranglement) a été réduite après un taxis de 25 minutes. On observera que les troubles trophiques cutanés dont nous avons parlé ont guéri spontanément et un jour après la réduction de la hernie.

En résumé, on pourra rencontrer même dans le pseudo-étranglement une éruption cutanée qui a pour caractères d'être précédée d'une douleur vive qui cesse avec l'apparition de l'éruption, d'apparaître à la suite de l'hyperesthésie de la névralgie d'un nerf viscéral et de se montrer en ce qui concerne la hernie ombilicale sur le territoire nerveux de la cicatrice, de persister tant que la lésion primitive existe et de ne disparaître que lorsque l'excitation première cesse d'exister.

Nous venons de signaler un fait qui n'a pas été encore décrit dans les étranglements herniaires ; aussi nous ne serons complètement rassurés de l'exactitude de notre observation que si le même fait est confirmé dans la suite.

CHAPITRE II.

Troubles de circulation.

Nous avons à examiner maintenant les troubles de la circulation périphérique et viscérale : dans cette étude nous devons surtout insister sur la pathogénie des symptômes pour en exposer les lois et en déduire les applications à la thérapeutique.

---

(1) Mougeot. — Thèse, Paris 1867 -- Recherches sur qnelques troubles de nutrition consécutifs aux affections des nerfs.

Verneuil. — De l'herpès traumatique — In-mémoires de la société de Biologie, p. 15 et suiv., 1873.

Nous avons vu précédemment que la névrite ou même la périnévrite et quelquefois aussi des lésions à peine appréciables des nerfs de l'intestin, de l'épiploon et de l'appendice vermiculaire, transmettaient l'excitation morbide aux plexus solaires, centre des nerfs sympathiques abdominaux et que de ces centres, cette excitation morbide était transmise aux nerfs splanchniques d'une part et d'autre part au nerf vague qui aboutissent les uns et les autres aux plexus solaires. Mais là ne se borne pas la transmission de l'excitation ; dans les cas surtout, où celle-ci revêt une intensité notable, il peut y avoir rayonnement du noyau d'origine du nerf vague, sur les centres nerveux voisins. De cette hyperesthésie transmise aux différents centres que nous venons de citer résultent des réflexes que nous allons exposer le plus brièvement possible. La physiologie nous enseigne que l'excitation des nerfs sympathiques au moyen de courants d'induction détermine une contraction spasmodique des fibres musculaires des vaisseaux, par suite, un resserrement de ces vaisseaux dont les parois deviennent rigides, une diminution de la quantité de sang qui arrive, la pâleur et le refroidissement des parties ; de là l'ischémie périphérique et viscérale. Le refroidissement est proportionnel à l'épuisement de l'animal ; la circulation étant déjà affaiblie, les courants interrompus l'arrêtent complètement. Dans leurs savantes recherches, (1) Onimus et Legros, ont constaté que dans ce cas, il n'y a pas paralysie des vaisseaux ; tout au contraire, il n'y a contraction, tétanie, état tout à fait opposé à l'état nerveux paralytique admis d'abord par Schiff (théorie abandonnée depuis par son auteur).

(1) Traité d'électricité médicale. — Recherches physiologiques et cliniques p. 728 — 1872.

En second lieu, lorsque les courants induits (interrompus) viennent à être suspendus, les fibres musculaires des vaisseaux contractés énergiquement dès le début, finissent par se relâcher proportionnellement à la constriction antérieure et aussitôt survient comme dans la paralysie des nerfs vaso-moteurs une circulation plus abondante. Aussi est-ce surtout immédiatement après l'électrisation que la température est plus élevée pour les organes qui ont été traversés par les courants induits. Ces résultats obtenus par Onimus et Legros ont été appuyés sur de nombreuses expériences.

Nous venons de parler { 1° d'algidité périphérique ;
2° d'algidité centrale. }

Mais les choses ne se passent pas toujours de cette façon; tout au contraire, on observe dans un grand nombre de cas, une algidité à la fois périphérique et centrale suivie d'une température centrale pyrétique ; comment concilier ces faits si différents avec la théorie qui précède ?

Observons d'abord l'exactitude des expériences de Demarquay (1) qui a noté dans les étranglements herniaires, tantôt un abaissement, tantôt une élévation de température. Mais ajoutons que la différence de température centrale dans les deux cas, ne dépend pas du siège de l'étranglement. La différence dans la température tient, comme nous l'avons déjà fait remarquer au degré de l'étranglement et à l'intensité de la constriction des nerfs. C'est le cas de répéter que ces résultats si différents sont dûs non pas à la quantité mais à la qualité de la douleur.

---

(1) Recherches expérimentales sur la température animale — thèse Paris, 1847. Expériences sur la cause des symptômes graves dans les étranglements herniaires, citées par Paul Redard in-études de thermométrie clinique.

Dans le pseudo-étranglement, la compression des nerfs est superficielle, peu intense, moins intense que dans l'étranglement vrai : la douleur est moins vive ; on a alors une chaleur centrale hyperpyrétique consécutive à l'algidité périphérique.

Dans l'étranglement serré, vrai, les altérations histologiques des nerfs sont plus prononcées : non seulement on a rencontré les lésions du tissu nerveux plus accentuées, mais il y a en même temps, au-dessus de l'étranglement, hyperémie intense des vaisseaux périfasciculaires des nerfs ; cette hyperémie est proportionnellement directe au degré de l'étranglement. D'un autre côté, elle engendre la douleur qui lui est aussi proportionnelle ; c'est cette hyperémie intense, cause d'une douleur aiguë qui produit l'algidité centrale. Comme nous l'avons déjà expliqué, la douleur abaisse la température, c'est un fait démontré par les expérimentations de Breuer et de Chrobak (1) ainsi que de Mantegazza. (2)

D'un autre côté, pour que l'abaissement de la température soit facilement noté et pour éviter les élévations de température produites par des contractions ou mouvements musculaires, Heidenhain (3) a soumis ses chiens au curare et il a confirmé les conclusions de Mantegazza sur l'abaissement de température produit par la douleur.

Au reste la douleur n'est pas la seule cause d'abaissement de la température ; Heidenhain a aussi remarqué dans ses expériences qu'en suspendant la respiration, la température s'abaissait sensiblement. (4) Nous venons de

(1) Medizinische Jarbucher, journal rédigé par Braun, Duchek etc. Wien band 14 — 1867.

(2) Gazette médica italiana — Lombardia 26-29.

(3) Congrès d'Insprück 1872.

(4) Pflüger's Archi 1870 — Ces détails sont dûs à Paul Redard — Études de thermométrie clinique.

voir qûe la douleur abaisse la température, c'est un fait acquis par l'expérience ; comment concilier ce fait avec les expériences non moins exactes de Claude Bernard qui a noté l'élévation de température consécutive à la douleur. La contradiction entre les auteurs est plus apparente que réelle.

Comme le font remarquer Onimus et Legros, l'excitation d'un nerf est immédiatement accompagné de spasme vasculaire, de tétanie, d'autant plus durable et plus intense qu'il y a maximum d'hyperesthésie, de lésions des nerfs. L'algidité centrale et périphérique accompagnent la tétanie. A l'Ischémie, à la tétanie succèdent le relâchement des artérioles, l'hyperémie, quand l'hyperesthésie est épuisée, soit qu'elle ait été peu intense, soit qu'elle rencontre un organisme peu impressionnable.

Heidenhain et Cl. Bernard sont donc dans le vrai ; mais il faut noter à quelle époque apparaissent ces différences dans la température et prendre la température immédiatement après l'étranglement et pendant les heures suivantes : On pourra ainsi s'assurer que les courbes thermométriques varient avec le degré d'étranglement des nerfs et avec l'intensité de la douleur. Dans le pseudo-étranglement, les lésions des nerfs sont moins marquées dès le début, la névralgie par suite est peu intense : On voit en clinique ce qui se passe en physiologie expérimentale, lorsqu'on électrise le sympathique avec des courants induits, l'algidité au début est consécutivement une température centrale pyrétique.

Dans l'étranglement serré, vrai au contraire, la température s'abaisse proportionnellement au degré de la constriction ; en d'autres termes, proportionnellement à la douleur et aux autres causes accessoires : l'algidité centrale permanente est le symptôme type de l'étranglement vrai.

Dans des circonstances déterminées, à l'algidité centrale peut succéder une température pyrétique, réaction inversement proportionnelle à l'algidité centrale; on assiste à ces températures extrêmes dans des circonstances tout à fait opposées par rapport au pronostic, dans les cas de réduction de la hernie ou dans le cas de péritonite par perforation. La cause de l'hyperesthésie, de la névralgie cessant, à la tétanie et à la tension primitive des artères succède une dilatation périphérique exagérée dont les effets ne sont pas toujours maîtrisés. La douleur cessant, l'irritation des nerfs cessant, le spasme vasculaire cesse aussi; les artérioles reparaissent peu à peu et finalement deviennent plus grosses qu'avant l'excitation; en même temps et consécutivement la température s'élève. Il nous paraît impossible d'expliquer ces faits autrement que par un relâchement des fibres musculaires des artérioles, relâchement qui succède toujours à une contraction violente et prolongée de ces mêmes fibres, dès que la cause cesse. Tout élargissement du calibre des vaisseaux amène toujours une plus grande quantité de sang dans les parties périphériques et les viscères et par conséquent en augmente la température. Il n'y a pas dans les artères des muscles antagonistes comme pour les membres, il n'y a qu'une seule influence qui agisse en sens inverse de la contraction des fibres lisses; c'est la propriété du tissu élastique qui se trouve dans ses parois : il n'y a ni muscles ni nerfs dilatateurs des artérioles. L'observation de Demarquay sur les différentes températures observées dans les étranglements herniaires peut donc s'interpréter et reste vraie. Mais ce qui n'est conforme ni à la clinique ni à l'expérimentation, c'est d'avancer que lorsqu'on remarque l'algidité centrale, on a affaire à un étranglement situé très-haut.

M. Terrillon fit à ce sujet des expériences dont le résultat fut négatif. Nous le répétons avec intention, l'algidité centrale dépend d'une constriction serrée et n'existe que dans l'étranglement vrai, où l'on rencontre à la fois l'algidité centrale et périphérique ; elle est dûe à la contraction des artères en masse et d'une manière spasmodique : le diamètre des vaisseaux est et reste alors constamment diminué durant l'étranglement.

On ne saurait confondre cette algidité avec la réfrigération que l'on observe quand le malade pâlit et va vomir ; d'un autre côté, il n'est pas inutile de faire remarquer que la signification du mot algidité est limitée au fait même du refroidissement et ne s'étend pas à la sensation du froid. Cette sensation même portée à un haut degré et accusée par le frisson, n'implique pas nécessairement mais surtout ne mesure pas la diminution réelle de la chaleur (1). La sensation du froid et le frisson peuvent être même très-intenses, alors même qu'il y a simultanément élévation de la température centrale. Le frisson en effet n'est qu'un épiphénomène inconstant et variable dont l'apparition et l'intensité dépendent à la fois du degré de température et de la susceptibilité individuelle ; c'est une convulsion subite qui des muscles vasculaires, s'étend très-souvent à la totalité du système musculaire, un acte réflexe résultant de l'impression anormale produite sur les nerfs sensitifs par la chaleur fébrile parvenue à un certain degré. (Jaccoud).

De même l'algidité centrale n'indique pas, comme on pourrait le supposer un refroidissement central très-intense : la preuve en est que, si l'on prend un individu en bonne santé et si sous l'influence d'un choc ou d'une

(1) A Dechambre — Algidité. Dict. des sciences médicales.

influence thermo-dépressive quelconque, la température s'abaisse rapidement et brusquement, cet individu est en danger de succomber, bien que sa température se soit abaissée seulement de deux degrés. Mais si au contraire la dépression se fait lentement dans le cours d'une maladie chronique ou par refroidissement progressif, l'on assistera à des abaissements de température considérable et cependant le malade guérit (1).

Nous venons d'étudier les lésions vasculaires qui relèvent de l'hyperesthésie du Grand Sympathique, nous devons rechercher maintenant, les effets directs ou indirects du Nerf vague lui-même sur la circulation. L'hyperesthésie du nerf vague atteint le muscle cardiaque : à l'état normal, on obtient par l'excitation du nerf vague, l'arrêt des contractions du cœur pendant 15 à 30 secondes; mais, le résuftat final est que le cœur recommence à se contracter faiblement d'abord, puis progressivement plus et plus fort, malgré la continuation de l'excitation. C'est ce qui résulte des expériences de Weber de Cl. Bernard (2) et de celles plus récentes de Legros et Onimus : mais, dans le cas particulier qui nous occupe, l'hyperesthésie du Vague et du Vassal, existant simultanément s'annule et il y a lieu de se demander la cause de la continuation des battements du cœur et de ses battements précipités. D'après la physiologie, il faudrait attribuer la précipitation des battements du cœur à un réflexe des ganglions cardiaques, réflexe dû à la chaleur du sang. D'aprés Cl. Bernard en effet la chaleur du sang exerce une influence considérable sur les

(1) Paul Redard. — Thermométrie clinique. Algidité. — Lille, Danel, 1874.

(2) Leçon sur la physiologie du système nerveux. — Expérience du Dr Calliburcès. — De l'influence de la chaleur sur l'activité du cœur. — In Gazette hebd. de Méd. 1857.

battements du cœur : or, on sait que dans l'étranglement vrai, la chaleur est au-dessous de la normale ; ce qui explique que dans l'algidité centrale brusque, la vie est menacée jusque dans son dernier retranchement, puisque l'excitant ultime à savoir la chaleur du sang disparait. Mais, il ne suffit pas de savoir que la chaleur du sang peut en l'absence de l'action du Grand Sympathique et du Nerf Vague jouer un rôle important dans la continuation et la précipitation des battements du cœur, on pourrait nous demander alors comment la chaleur du sang intervient. On sait qu'indépendamment des nerfs Vague et Vassal, il peut se former dans le muscle cardiaque des réflexes qui dépendent uniquement de petits ganglions disséminés dans la trame des parois du cœur. Ces petits centres à réflexes centripète et centrifuge sont au nombre de trois principaux : le ganglion de Remak à l'embouchure de la veine Cave Inférieure, le ganglion de Bidder (1) logé dans la cloison auriculo-ventriculaire gauche. Les expériences de Physiologie ont démontré que ces deux ganglions sont des centres excitateurs. Il reste encore à citer le ganglion de Ludwig (2) placé dans la cloison interauriculaire et qui est un centre modérateur. Les ganglions de Bidder et de Remak ayant une résultante synergique, l'emportent sur le ganglion de Ludwig ; c'est à l'hyperesthésie de l'un de ces deux ganglions, celui de Remak ou celui de Bidder par l'influence de la chaleur du sang, que nous devons d'expliquer la continuation des battements du cœur et leur accélération dans le cas de neutralité réciproque du Nerf Vassal et du Nerf Vague. Le point de départ de ces réflexes

(1) Ueber Funktionnel vershiedene und raümlich getrennte Nervencentra in Froschherzen (Sur des centres nerveux à fonctions indépendantes dans le cœur de la grenouille) In Muller's Archir, für Anat. und Phys. 1852

(2) Ludwig — Lehrbuch der Physiologie des Menschen (1856)

est donc l'excitation que produit la chaleur du sang sur les fibres sensitives de l'Endocarde et non directement sur la fibre musculaire elle-même.

En résumé, on constate la précipitation des battements du cœur en même temps que leur affaiblissement; la précipitation des battements du cœur tient a plusieurs causes:

1° A un Réflexe dû à l'un des deux ganglions de Remak ou de Bidder.

2° A la loi de Marey (1) : le cœur bat d'autant plus fréquemment, qu'il éprouve moins de peine à se vider; cette loi elle-même est le corollaire de cette autre loi, le cœur en tant que muscle peut modifier son rythme selon la résistance qu'il rencontre dans le système vasculaire en général; les vaisseaux en effet ne sont pas seulement des organes de transport, mais aussi de régularisation et de distribution. Il résulte des expériences de Cyon (2) que si la pression est modifiée par l'élasticité et la contractilité vasculaires, elle modifie, ipso facto, les contractions du cœur par l'action qui en résulte sur cet organe. Quant à la faiblesse des battements du cœur, elle est la conséquence des faits que nous venons de signaler, l'afflux du sang dans le système vasculaire splanchnique par suite de l'excitation du nerf de Cyon (sensation associée du Nerf Vague). La stase sanguine se produit dans tout le système de la veine porte, et l'on ne saurait s'étonner qu'il en résulte quelque tendance à la faiblesse, si on se souvient des expériences de Goltz (3), dans lesquelles, la distension paralytique de cette veine produit chez les animaux une

(1) Marey—Physiologie Médicale de la circulation du sang Paris 1863

(2) Cyon—Innervation du Cœur in comptes-rendus de l'Académie des Sciences 1867.

(3) Goltz — Neue Thaterchen ueber den Einfluss den Nerven auf die Herzbewegung—in Centralblat für die medi. Wissenschaften No 32 1863

dérivation telle que le sang absolument retiré des membres permettait d'en pratiquer l'amputation sans apparence d'hémorrhagie : l'arrivée moins grande du sang au cœur, l'inertie du muscle cardiaque sont des motifs suffisants pour nous faire comprendre la faiblesse des battements du cœur. Aux variations du rhythme et de la force des battements du cœur s'ajoutent les variations de température que nous avons décrites plus haut et que nous pouvons résumer en deux types.

L'algidité centrale.	L'algidité périphérique (suivie de)
L'algidité périphérique.	Température centrale pyrétique.

Nous terminerons cette discussion, par le résumé des troubles de circulation et de température :

A. L'algidité centrale est dûe

1° A l'intensité de la douleur. Expériences de Mantegazza et de Heidenhain.

2° A la diminution d'amplitude respiratoire et du nombre de respirations par suite de congestion pulmonaire. En outre les troubles de l'hématose amènent une surcharge d'acide carbonique dans le plasma du sang et par suite, défaut de nutrition de la moëlle allongée, lequel, d'après les expériences de Heidenhain amènerait le refroidissement.

3° A la présence du gaz acide carbonique dans l'intestin; le gaz acide carbonique amène un abaissement de température de 1° à 2° (Von Recklinghauser). (1)

4° A la torpeur nutritive, à la diminution des échanges périphériques et des combustions (sources de la chaleur animale). (2)

---

(1) Cité par Paul Redard in Etudes de thermométrie clinique.

(2) Gavarret — Article du Dict. Chaleur Animale.
Paul Bert id.
Moleschott — La circulaton de la vie

5° A l'hyperesthésie du Grand Sympathique. Expériences de Brown-Séquard. (1)

B. L'algidité centrale (35° 2' à 3') est le symptôme pathognomique de l'étranglement vrai ; l'abaissement de température est subit ou se fait dans l'espace de quelques heures, c'est l'étranglement vrai à marche aiguë ; plus la constriction est intense plus est grande la rapidité de la descente thermométrique : l'étranglement vrai pouvant avoir lieu soit par des agents anatomiques (anneaux) ou pathologiques, membranes, exsudats. Il y a aussi un étranglement vrai à marche plus lente ; la température baisse alors proportionnellement à l'intensité de la constriction progressive. (2)

C. L'algidité centrale dépend surtout de la qualité de la douleur, c'est à dire de l'intensité de l'étranglement des nerfs ; seulement il faut ajouter que la rapidité de la mort, toutes choses égales d'ailleurs, est proportionnelle à la quantité des tissus étranglés, c'est à dire de filets nerveux comprimés.

D. L'algidité centrale est amenée non seulement par l'étranglement serré des nerfs de l'Intestin, mais aussi par ceux de l'Épiploon et de l'appendice Vermiculaires. On suit sur les Artères Épiploïques, comme sur les vaisseaux de l'appendice Vermiculaire, les ramifications nerveuses qui émanent du Plexus Solaire ; ce sont sans doute ces nerfs qui donnent à l'Epiploon, la sensibilité particulière qui le caractérise et qui déterminent les phénomènes graves de l'étranglement, quand il est pincé dans une hernie. Quant à l'appendice Vermiculaire, sa sensibilité vient du Péritoine qui est fixé à sa face antérieure et de ses artères

---

(1) BROWN-SÉQUARD — Extirpation des Capsules surrénales.

(2) Expériences de CHARLES RICHET.

qui reçoivent les filets terminaux des plexus qui entrecroisent l'artère mésentérique supérieure.

E. L'algidité centrale persiste tant que la lésion primitive persiste elle-même; elle disparait avec la Névralgie du Grand Sympathique d'une facon si rapide, qu'il est impossible de ne pas voir le lien pathologique qui unissait l'excitation des nerfs aux troubles vasculaires qui l'ont suivi. Néanmoins l'algidité centrale persiste et amène la mort quand la température s'est abaissée au-dessous de 35° 2'.

F. On constate au point de vue de l'algidité centrale dans les étranglements vrais, d'énormes différences individuelles suivant leur irritabilité et leur non irritabilité ; toutes choses égales d'ailleurs, l'algidité centrale se produit plus rapidement chez les jeunes sujets que chez les vieux ; elle est plus intense aussi chez les jeunes sujets, où les actes nerveux s'accomplissent dans tout le système nerveux avec une véhémence énergique.

G. D'une façon générale la température voisine de 35° est d'un pronostic grave ; ce refroidissement brusque indique une situation in extremis.

H. L'algidité centrale est accompagnée d'Anurie ou d'Oligurie ; la suppression ou la diminution des fonctions de l'uropoïèse amènent l'Urémie temporaire dont nous verrons plus loin les conséquences.

De l'Algidité périphérique.

A. L'algidité périphérique est un épiphénomène sans valeur, au point de vue du diagnostic de l'étranglement vrai ; elle accompagne aussi bien l'étranglement vrai que le pseudo-étranglement, du moins au début.

B. De même que dans l'algidité centrale qui accompagne l'etranglement vrai, on observe dans l'algidité périphérique des nuances fort appréciables ; l'intensité du refroidissement est proportionnelle à l'irritabilité des sujets.

C. L'algidité périphérique peut persister après la levée de l'étranglement lorsque la réaction est avortée.

D. Les sueurs visqueuses et froides et l'abolition de la Sensibilité, Analgésie, Anodynie, Thermoanesthésie, Apallesthésie, sont des phénomènes ultimes caractérisant la situation in extremis s'il y a en même temps algidité centrale.

E. Dans le pseudo-étranglement, l'écart considérable qu'il y a entre la température centrale pyrétique et l'algidité périphérique, fait craindre une mort prochaine. Le malade est emporté par une pneumonie concomittante ou par les troubles nerveux internes, délire nerveux, coma, adynamie.

F. L'algidité périphérique est susceptible de produire les phénomènes les plus bizarres depuis la desquammation de l'épiderme des doigts et des orteils, en forme de doigt de gant, analogue à celle de la Scarlatine (1) jusqu'à la gangrène des extrémités (2) (chez les vieillards), fait analogue aux froideurs du deuxième et troisième degrés.

CHAPITRE III.

Troubles des organes respiratoires dans les Étranglements herniaires.

Les complications thoraciques se rencontrent aussi bien dans l'étranglement vrai que dans le pseudo-étranglement : dans l'étranglement vrai, on remarque surtout la

(1) Cazin de Boulogne. — Bulletins de la Société de Chirurgie.

(2) Commencement de gangrène sénile chez une femme de 70 ans dont la courbe thermique est rapportée page

congestion et les manifestations pleurétiques; dans le pseudo-étranglement et dans les températures pyrétiques la congestion devient pneumonie.

Dans l'étranglement vrai, le début des accidents graves est marqué par la congestion pulmonaire. Tantôt il y a dyspnée et anxiété considérables (1); (ces symptômes précèdent le météorisme, par conséquent le météorisme ne peut être accusé de produire ces symptômes au début); tantôt la respiration est très-calme en apparence et le patient ne se plaint que de sa hernie. La respiration devient très-difficile surtout l'inspiration: l'expiration est très-prolongée. D'ordinaire, il n'y a pas de toux. L'expectoration est nulle ou muqueuse et transparente; dans d'autres circonstances, on note un flux bronchique séreux plus ou moins abondant. En même temps, la figure trahit une congestion pulmonaire intense: il y a injection diffuse des joues s'étendant de l'arcade zygomatique au Maxillaire inférieur, rougeur moins limitée que celle de la Phthisie (2). A l'auscultation, la congestion est manifestée par des râles sibilants et ronflants disséminés et quand œdème s'ajoute à la congestion par des râles bullaires fins.

Cette congestion pulmonaire ne fait jamais défaut dans l'étranglement vrai, de sorte que l'attention du chirurgien doit toujours se porter sur les organes thoraciques.

Au point de vue pathogénique, la congestion se fait dans l'algidité par la tétanie des artérioles et la tension artérielle, tension qui fait transsuder le sérum et la matière

---

(1) Cette dyspnée qui coïncide avec une respiration sifflante et la raucité de la voix, n'est pas seulement le fait de la congestion, elle résulte aussi de l'Urémie temporaire. (Dyspnée cérébrale urémique décrite par Bright, Wunderlich, Wilks de Londres et le professeur G. Sée).

(2) Gubler. — De la rougeur des Pommettes comme signe d'inflammation pulmonaire. — Union Médicale, 1857, tome XI.

colorante du sang à travers les vaisseaux, la matière colorante se déposant dans les cloisons à l'état de pigment rouge et de pigment noir. A l'autopsie, la congestion est dénotée par une augmentation de volume prononcée et une coloration violacée; de la coupe pulmonaire qui est d'un rouge foncé, brunâtre, s'écoule un sang noir peu aéré et son tissu se laisse difficilement pénétrer avec le doigt.

Aux caractères anatomiques ordinaires de la congestion pulmonaire, peuvent s'ajouter des suffusions sanguines sous-pleurales, des petites masses apoplectiformes de sang infiltré dans la trame du tissu pulmonaire ou de véritables noyaux sanguins avec déchirure du poumon. On trouve aussi dans l'étranglement herniaire vrai, des manifestations pleurétiques. Mais une remarque importante à faire, c'est qu'ici, la pleurésie est une maladie à surprise : elle consiste en de simples formes anatomiques qui dans le grand nombre des cas n'ont pas même été soupçonnées pendant la vie. C'est tout au plus, si, parfois, une légère douleur de côté attire l'attention vers la poitrine et y fait constater la présence de quelques frottements ou d'un léger épanchement. Que se passe-t-il en pareil cas? Il est probable que des modifications très-légères de la plèvre suffisent pour changer les conditions normales de l'auscultation et de la percussion : une mince couche de liquide interposée entre le poumon et le thorax ; ou mieux l'imbibition de la séreuse et son épaississement consécutif à la présence d'un exsudat sont la cause des phénomènes que nous signalons (1). Ces phlegmasies pleurales apparaissent souvent dans la période ultime de l'étranglement herniaire et ne font que précipiter le dénouement.

---

(1) Dieulafoy. — Traité de l'aspiration.

Tous les auteurs sont d'accord pour trouver dans les complications thoraciques, une cause de mort fréquente même après l'opération faite rapidement et dans les meilleures conditions. Dans l'algidité, la mort arrive par asphyxie et plusieurs causes y contribuent :

1° La fluidité anormale du Sérum consécutive à l'Urémie temporaire dans l'algidité.

2° Les congestions réflexes dûes à l'hyperesthésie du Grand Sympathique.

3° La parésie des bronches laissant s'accumuler les exsudats entravasés — les ecchymoses et autres lésions dûes au Nerf vague. Les lésions tributaires du Nerf vague (1) sont en effet caractérisées par la distension mécanique du tissu pulmonaire dont les conséquences les plus fréquentes, sont, l'Emphysème et les Ecchymoses par déchirure du tissu pulmonaire; l'expiration est plus longue et plus profonde, le thorax s'élargit, la quantité d'air absorbé dépasse la normale. En ouvrant la cavité thoracique, les poumons s'en échappent, comme s'ils y étaient à l'étroit et bien qu'il n'y ait pas toujours d'emphysème concomittant. Ces lésions ont toujours été trouvées plus fréquentes chez les jeunes sujets que chez les vieillards dont les cartilages costaux sont ossifiés ; la dilatation du thorax étant plus difficile à s'effectuer chez ceux-ci, la dilatation devient plus rare.

Nous n'avons parlé jusqu'ici que des complications thoraciques dans l'algidité, nous avons dit qu'on y rencontre toujours la congestion pulmonaire, tandis que dans les températures élevées on rencontre la pneumonie. Comme le fait remarquer Schiff (2), l'hyperémie consécutive à

---

(1) Recherches expérimentales de Boddaërt, de Gand, in Journal de Physiologie, 1863, n° 20.

(2) SCHIFF. — Physiologie de la digestion, page 423, tome II.

l'Ischémie, crée une certaine prédisposition aux inflammations lesquelles peuvent éclater soit spontanément, du moins en apparence, chez l'animal malade, soit à la suite des causes d'excitation relativement légères chez l'animal sain. La pneumonie déterminée par cette influence évolue dans les parties hyperémiées comme dans les conditions normales ; la mort vient le plus souvent mettre un terme à son évolution, de sorte qu'à l'autopsie, on ne trouve comme lésions, que celles de l'hépatisation rouge. Dans tous les cas, la pneumonie du stade pyrogénétique, n'offre pas de caractères spéciaux, si ce n'est toutefois, que les parties lésées tendent à se réparer plus promptement (1) contrairement à l'opinion de Schiff, qui admet que l'inflammation dans ce cas revêt facilement le caractère destructif. La pneumonie dans les étranglements herniaires est tantôt un phénomène secondaire apparaissant après le débridement dans l'étranglement vrai et dans la réaction hyperpyrétique, tantôt un épiphénomène comme dans le pseudo-étranglement.

Les manifestations thoraciques que nous venons de décrire, sont sérieuses par elles-mêmes ; elles le sont aussi parce qu'elles sont suivies de troubles de l'hématose qui retentissent sur les fonctions cérébrales et médullaires.

CHAPITRE IV.

Des troubles des fonctions des centres nerveux dans les étranglements herniaires.

1° Des troubles nerveux dans l'Étranglement vrai.

Dans l'étranglement vrai, les symptômes nerveux reconnaissent plusieurs causes.

(1) Virchow. — Cell. pathologie, 4me, page 158.
O. Wéber. — Centralblat, 1864, page 148.
Sinitzin. — Centralblat, 1871, page 161.

A. Les troubles respiratoires que nous venons de mentionner, amènent l'anhématose qui a pour résultat immédiat de surcharger le sang d'acide carbonique : cette altération du sang retentit sur la moëlle allongée et sur le bulbe et provoque le refroidissement central et des symptômes nerveux concomittants, tels que crampes, contractures, convulsions, stupeur et coma.

Le sang joue un double rôle dans l'intimité du tissu cérébral. Dans son plasma, il apporte les matériaux de la nutrition et emporte les reliquats de la combustion. Par ses globules qui jouent le rôle de condensateurs d'oxygène (1), il amène au contact des cellules nerveuses le gaz comburant dont la présence entretient la vie ; aussi les perturbations des fonctions nerveuses sont plus intenses et plus rapides, quand c'est la fonction respiratoire qui est entravée. L'activité des éléments nerveux diminue dès que l'oxygénation des globules rouges est insuffisante et elle se suspend absolument si cette oxygénation fait complètement défaut. Les centres nerveux perdent toute leur excitabilité du moment où ils cessent de recevoir le sang artériel (Gavarret). L'aptitude à agir est subordonnée dans le cerveau à cette influence du sang oxygéné sur la substance vivante (Potain). La contraction musculaire survient dans l'irritation de la substance cérébrale par le sang appauvri en oxygène ; d'autrefois on observe le collapsus d'emblée.

Non-seulement l'acide carbonique est un excitant chimique ou un stupéfiant, selon les doses, il est encore un agent d'Ischémie par Thrombose : l'acide carbonique change la forme des globules du sang et diminue leur

---

(1) E. Küss. — Cours de Physiologie.
Brown-Séquard. — Propriétés et usage du sang rouge et du sang noir. In-Journal de Physiologie, tome I, page 115. — 1858.

aptitude à la progression dans les capillaires les plus fins. Le globule rouge oxygéné a en effet en diamètre 7 mm en longueur et 2 mm en épaisseur, forme allongée qui facilite son passage à travers les vaisseaux les plus fins qui, d'après les histologistes ont de 3 à 7 mm (1) Le globule oxygéné est très-élastique; il est doué de mouvements amiboïdes très-bien décrits par Conheim (2) : cette élasticité et cette propriété de réduction de volume et de changement de forme facilitent étonnamment son passage à travers les capillaires les plus fins. Ces qualités, le globule rouge les perd sous l'influence de l'acide carbonique et des gaz autres que l'oxygène; il devient inextensible, perd son élasticité, s'arrondit, se ramasse en boule dont le diamètre dans tous les sens est de 5 mm: de là la Thrombose des capillaires qui ne présentent pas 5 mm de lumière soit à l'état normal, soit sous l'influence du Spasme vasculaire. Ces thromboses miliaires nous apparaissent dans les coupes du cerveau sous forme de piqueté rouge, état sablé, criblé des auteurs. (3)

B. Spasme vasculaire par Ischémie. (4)

Le spasme vasculaire 1° favorise les Thromboses dont nous venons de parler; 2° il amène l'anémie des éléments nerveux et les troubles consécutifs.

1° On sait que la tendance à la coagulation, à la thrombose se fonde sur le rallentissement du courant sanguin : ce rallentissement dans les tubes très-étroits est mis dans toute son évidence par Poiseuille (5), dans ses expériences

(1) Kölliker. — 2me édition. — Éléments d'Histologie humains.

(2) Conheim. — Entzeindung und Eiterung, in Virschow's Archiv. Tome XL, page 1. — 1867.

(3) Durand-Fardal. — État criblé. — Bulletins de l'Acad. de Médecine, tome XIII, 1848, et Bulletins de Thérap. Octobre 1853.

(4) Thèse, Paris, Brachet. — De l'Ischémie cérébrale. — 1868.

(5) Poiseuille. — Recherches sur les causes du mouvement du sang dans les vaisseaux capillaires, In-Mémoires de l'Acad. des Scienc. — 1835.

sur l'écoulement des liquides : les quantités écoulées sont entre elles comme la quatrième puissance des diamètres. Or il résulte des expériences de Schwann confirmées par celles de Warthon-Jones (1) sur la membrane natatoire de la grenouille, que le spasme vasculaire par irritation diminue le calibre des artérioles des 6/7mes. Il s'en suit que dans le rétrécissement d'une artériole, la circulation est ralentie, la force vis à tergo diminuée, un courant plus lent traverse les capillaires : il arrive que les corpuscules sanguins étant plus denses que le Sérum s'amassent et se réunissent d'une manière durable, d'où coagulation du sang sur place. Les métamorphoses du globule rouge sous l'influence de l'acide carbonique ne peuvent que favoriser le mécanisme que nous avons décrit. Ces thromboses amènent l'anémie par défaut de nutrition des éléments nerveux ; en second lieu elles provoquent une irritation, comme corps étrangers. La mort ne nous permet pas d'étudier à la nécroscopie les phases ultérieures de ces coagulations. (2)

2° L'Oligaimie cérébrale réflexe amène une nutrition insuffisante, d'où l'Anémie cérébrale, bien qu'il y ait en apparence hyperémie ; mais cette hyperémie veineuse est passive ; ce trouble mécanique de la circulation joint à l'altération chimique du sang, concourt à produire la rupture hémorrhagique, de là l'épistaxis que l'on rencontre quelquefois dans l'étranglement.

C. Une troisième cause de troubles nerveux est l'Urémie temporaire par anurie ou oligurie. Quel est le mécanisme

---

(1) Warthon-Jones. — Guy's hosp. reports 1850. — Medi-chir. Trans. — 1853.

(2) C'est probablement à ces thromboses et à l'hémorrhagie consécutive qu'est due l'hémiplégie incomplète à droite que nous avons rencontrée chez une femme de 70 ans dont nous rapportons la courbe thermique page

de l'anurie ou de l'oligurie dans l'étranglement vrai? Où siége l'obstacle qui s'oppose à l'accomplissement de l'excrétion urinaire? Faut-il invoquer ici une influence du système nerveux vaso-moteur analogue à celle que Ludwig a découverte à propos de la glande salivaire? (1) ou bien doit-on attribuer l'oligurie au défaut de tension dans le système vasculaire splanchnique dilaté sous l'influence de l'hyperesthésie du Nerf de Cyon. (2) Nous pensons que ces deux causes pourraient bien jouer également chacune leur rôle pathogénique. Quoi qu'il en soit, il y a urémie; par suite de la suppression ou de l'insuffisance de l'uropoïèse, les matériaux de l'urine restent dans le sang. L'urémie existe toujours quand la densité de l'urine éliminée varie entre 1014 et 1008; on sait que le minimum de densité normale de l'urine est 1020. L'urémie temporaire consécutive à l'anurie ou même à l'oligurie est caractérisée au point de vue anatomico-pathologique par la fluidité anormale du sérum, suite de l'hypo-albuminose. Cette dyscrasie du sang rend bien compte des collections séreuses que l'on peut rencontrer dans les ventricules du cerveau ou de l'œdème cérébral sans symptômes bien marqués pendant la vie.

En résumé, l'altération du sang par anhématosie et par urémie, jointe à l'ischémie par spasme vasculaire amène l'anémie des centres nerveux. On attribue à l'anémie réflexe ainsi que l'ont démontré G. Sée (3) et d'autres

---

(1) Chez des chiens dont le ventre est ouvert, il se produit par ce fait une suppression momentanée des urines; cette expérience prouverait l'influence du système nerveux sur l'excrétion urinaire. Le même fait se produisait quand Brown-Séquard enlevait les capsules surrénales.

En chirurgie les troubles de l'uropoïèse ont été signalés par Jobert dans une opération de fistule vésico-vaginale, et par Verneuil dans la fièvre traumatique.

(2) Expériences de Goltz, Théry, Ludwig et Cyon.

(3) G. SÉE. — Leçons de pathologie expérimentale. — 1er fascicule. — Du sang et des anémies. Paris, 1866.

observateurs, les vertiges, la faiblesse générale, les troubles de la sensibilité, les crampes des membres, les nausées, la collapsus. L'ischémie et la stase veineuse consécutive font que le cerveau et la moëlle ressemblent à un marécage : il y a des marais organiques comme il y a des marais physiques, les uns et les autres tuent la vitalité. Le sang ne circule pas dans le cerveau en quantité suffisante et n'y entretient plus comme à l'état normal une nutrition réparatrice, un fonctionnement régulier. De là la stupeur ou l'anéantissement des fonctions cérébrales, d'autant plus marqué que l'étranglement est plus serré et l'impressionnabilité individuelle plus vive. En même temps la respiration est ralentie, sifflante, l'expiration est prolongée — puis vient la résolution musculaire associée à des crampes siégeant dans les membres et à l'épigastre ; les crampes épigastriques sont analogues aux douleurs expultrices de l'enfantement et parfois tellement intenses qu'elles peuvent dominer la douleur de l'étranglement herniaire. — On observe aussi des contractures dans les membres inférieurs comme dans les membres supérieurs. Enfin nous avons noté une fois l'hémiplégie incomplète à droite chez une femme avancée en âge. Ces symptômes généraux ne sont pas les seuls à signaler; on rencontre encore dans presque tous les cas où l'étranglement vrai est intense, des troubles de la sensibilité de la peau, de la vue, de l'odorat et du goût. Du côté de la peau, on remarque 1° l'Analgésie, 2° la Thermoanesthésie, et 3° l'Apallesthésie. D'une façon générale, il est vrai de dire que l'anesthésie périphérique est proportionnelle à l'intensité de l'étranglement vrai; il est aussi très-utile d'ajouter que ces symptômes demandent à être recherchés avec soin.

Nous venons d'examiner les troubles des centres nerveux et leur pathogénie dans l'étranglement vrai et dans le stade d'algidité, nous parlerons maintenant des troubles nerveux du stade pyrogénétique qui succède à l'algidité, soit dans le pseudo-étranglement soit dans l'étranglement vrai après le débridement. A la tétanie des vaisseaux par spasme vasculaire, succède une hyperémie difficile à maîtriser, en même temps la température s'élève; tantot l'ascension est brusque, tantôt elle s'effectue par oscillations progressivement ascensionnelles. Où cet afflux de sang doit être plus considérable, c'est dans le cerveau ; dans les artérioles du cerveau en effet, tout converge vers une seule propriété, la contractilité; (1) plus les artérioles se seront contractées sous l'influence du spasme, plus elles se dilateront lors de la cessation du spasme : (2) de là la céphalalgie intense, gravative dont se plaint le patient à la période de réaction. Ces particularités que nous venons de signaler, nous indiquent la violence avec laquelle se fait l'hyperémie cérébrale dans la période de réaction et nous donnent l'explication du délire nerveux.

Le délire nerveux a la plus grande analogie avec le délirium tremens, il est même quelquefois très-délicat de les distinguer l'un de l'autre; quoi qu'il en soit, il ne devient menaçant que s'il est associé aux troubles nerveux qui caractérisent l'Adynamie. — Le délire nerveux s'observe surtout dans le pseudo-étranglement.

---

(1) GIMBERT. — Mémoire sur la structure et la texture des artères. Paris, 1865.

(2) L'action est suivie de réaction; quand on a stimulé la contractilité dans des vaisseaux, la contraction provoquée peut épuiser leur incitabilité et être suivie de dilatation, surtout dans l'état morbide. C'est ainsi que dans les affections qui troublent profondément l'action nerveuse, l'incitation de la peau, après en avoir fait pâlir momentanément la surface, laisse à sa suite une tâche rouge qui témoigne de l'état congestif des vaisseaux tégumentaires. (Noël Gueneau de Mussy).

CHAPITRE V.

Du Météorisme et des Vomissements dans les Etranglements herniaires.

A. Météorisme. — Nous avons vu que l'étranglement des nerfs est la source de réflexes amenant la tension du système vasculaire abdominal; (1) de là l'hyperémie des parties étranglées en-deçà et au-delà de la constriction et quelquefois aussi les épanchements sanguins sous-muqueux dans le voisinage de l'étranglement, ecchymoses en tout semblables à celles que l'on observe dans les autopsies de brûlure étendue. A cette hyperémie sous-muqueuse, se joint la paralysie du plan musculaire de l'intestin. Il résulte des expériences de Pflüger, (2) que l'excitation des grands splanchniques paraît immobiliser les viscères et paralyser leurs fibres musculaires. D'un autre côté, Onimus et Legros (3) ont démontré qu'en électrisant le pneumo-gastrique avec des courants interrompus, on arrête les mouvements de l'intestin, non en contraction mais dans un état complet de relâchement. Ce relâchement intestinal produit par un réflexe du nerf vague doit être rapproché de la parésie réflexe dûe à l'hyperesthésie des splanchniques. Ces deux lésions que nous venons de nommer, l'hyperémie et la parésie sont cause du météorisme, elles se complètent l'une par l'autre. Les expériences de Magendie et de Gérardin (4) nous

(1) Expériences de Goltz, de Cyon, de Thiry et Ludwig.

(2) Influence des Nerfs splanchniques sur les mouvements de l'intestin. (Comptes-rendus de la Société de Biologie. — 2me série).

Biffi. — Existe-t-il un système nerveux arrêtant les mouvements de l'intestin? Recherches expérimentales sur cette question. — Gazette médicale. Paris, 1858.

(3) Loc. cit.

(4) Paris. — Thèse. 1814, p. 24.

apprennent que l'intestin hyperémié et paralysé, fournit plus de gaz et que ceux-ci peuvent prendre leur maximum de dilatation, la tunique musculaire se laissant dans ce cas facilement distendre. La production plus abondante de gaz d'un côté, leur défaut d'expulsion de l'autre, par inertie des parois, tel est le parallélisme fonctionnel pathogénique qui s'établit pour produire et entretenir le météorisme.

D'autres conditions accessoires favorisent le météorisme.

1° Les gaz obéissent à des lois physiques bien connues : leurs volumes sont en raison inverse des pressions qu'ils supportent ; or, dans la paralysie intestinale, une partie de la pression a disparu. D'un autre côté, dans des conditions identiques de pression, les volumes sont directement proportionnels à l'élévation de la température. Dans les pseudo-étranglements, la chaleur centrale est plus élevée qu'à l'état normal, alors même qu'il y a refroidissement périphérique ; il en résulte que le météorisme peut être considérable dans les pseudo-étranglements.

2° Pour des raisons d'un autre ordre, le météorisme peut être considérable dans l'algidité centrale ; il est démontré par les expériences de Recklinghausen, que le gaz carbonique froid amène par lui-même le météorisme, grâce à son action stupéfiante sur le plan musculaire. (1)

---

(1) A haute dose le gaz acide carbonique est un stupéfiant diffusible. — Fonssagrives. — Considérations sur les stupéfiants diffusibles et sur la nécessité de faire rentrer dans ce groupe les substances dites anti-spasmodiques. (Archives générales de Médecine. Avril et Mai 1857).

J. Cl. Herpin. — De l'acide carbonique. Paris, 1864.

Demarquay. — Essai de Pneumatologie médicale. Paris, 1866, et Nouveau Dictionnaire de Médecine et de Chirurgie pratiques. — Art Carbone. Paris, 1867.

Or, l'acide carbonique a un pouvoir diffusible très-faible; (1) il contribue ainsi à produire et à entretenir le météorisme : aussi dès le début, les gaz ont tendance à séjourner dans l'intestin.

3° Des considérations qui précèdent, il est facile de voir que le météorisme n'est pas un symptôme dont il faut tenir compte au point de vue du diagnostic de l'étranglement vrai ou du pseudo-étranglement.

4° Lorsque l'intestin résiste à la dilatation, soit par régidité de la paroi abdominale, soit par limite à la distension, l'accroissement de volume des gaz trouve aussi une limite; leur densité croît avec l'arrivée de gaz nouveau; aussi la transpirabilité des gaz devient facile à travers les tuniques intestinales; ils se répandent dans la cavité péritoniale. La tympanite péritoniale devient une des causes qui mettent obstacle à la disparition du météorisme après la cessation de l'étranglement.

5° Un fait remarquable à noter dans le météorisme considérable, c'est que dans les nécroscopies, on trouve une série d'ampoules limitées par les courbures de l'intestin; (2) plus le gaz augmente, plus il accentue cette forme ampullaire de l'intestin : les plicatures anguleuses divisent l'intestin en un grand nombre de segments qui cessent d'être en communication les uns avec les autres; de façon à ce que les gaz et les liquides restent empri-

---

(1) Expériences de Graham.

(2) Expériences de Noël Gueneau de Mussy. — In-Gazette hebd. N° 31, Août 1867. — In-Bulletins de l'Acad. de Médecine. — Séance du 18 Juillet 1871.

Expériences de Cuignet. — In-Bulletins de la Société de Médecine du Nord. Mai 1875, page 127.

Observation de Folet. — In-Bulletins de la Société de Médecine du Nord. Mars 1876, page 82.

sonnés dans l'anse qui les renferme, sans pouvoir passer dans l'anse voisine.

B. Vomissement. — Le vomissement dans les étranglements herniaires reconnait deux origines distinctes qui agissent parallèlement ; ce sont 1° une action nerveuse réflexe; 2° une altération passagère du sang, l'urémie de l'étranglement vrai.

Vomissement par action réflexe. — Nous avons vu que l'excitation du pneumo-gastrique (courants interrompus), arrêtait les mouvements de l'intestin ; au contraire, elle amène les contractions de l'estomac. (1) Il est singulier, font remarquer Onimus et Legros, de voir cette différence d'action du nerf vague sur l'intestin et sur l'estomac et on ne peut l'expliquer que par la distribution différente du nerf qui se rend directement dans l'estomac sans l'intermédiaire des ganglions du Plexus cœliaque. Les vomissements sont d'abord alimentaires, puis il y a rejet fréquent et abondant de matières séro-muqueuses verdâtres, analogues aux matières porracées de la péritonite ; ces matières sont ici le produit de l'irritation de l'intestin et de l'appareil biliaire et non pas des signes de péritonite. Plus tard les vomissements deviennent fécaloïdes (Malgaigne). Il est digne de remarque que les vomissements fécaloïdes existent aussi bien dans l'épiplocèle étranglée ou bien dans l'arrêt complet des matières que dans le simple pincement de l'intestin, (2) bien que l'intestin reste absolument perméable.

Les vomissements ne reconnaissent pas seulement une origine réflexe, l'urémie temporaire qui a lieu dans l'algi-

---

(1) Onimus et Legros, page 667.

(2) Le Fort. — In-Gazette hebd. 1865.

dité ou dans l'étranglement vrai par insuffisance de l'uropoïèse, les rend même incoërcibles. Ces vomissements sont alternativement fécaloïdes et séreux; ces vomissements séreux sont dûs à une exsudation d'une quantité abondante de sérum du sang contenant de l'Urée : c'est parce que les sécrétions gastro-intestinales sont chargées comme le sang des éléments de l'urine, que la muqueuse est irritée et cette irritation provoque des vomissements qui éliminent une certaine quantité de matériaux nuisibles. Un fait mis en relief par l'analyse des urines et des vomissements et par la comparaison de la quantité d'urine ou de vomissements en un temps donné, c'est que la ligne des vomissements s'élève d'une manière générale, quand celle des urines s'abaisse et inversement; il y a un balancement assez régulier entre les deux phénomènes : c'est ce que nous exprimons, en disant que les vomissements sont proportionnels à l'anurie. De là la multiplicité des vomissements dans l'étranglement vrai, où il n'y a ni élimination d'urée ni d'urine. La suppression ou l'insuffisance de l'uropoïèse ne peut se prolonger au-delà de deux jours sans amener des symptômes graves, crampes, contractures, convulsions, coma, mort.

En résumé,

I. Les vomissements reconnaissent deux causes : une action réflexe et la suppression ou l'insuffisance de l'uropoïèse. Cl. Bernard et Bareswil (1) ont prouvé que l'ablation des reins (ou le défaut du rejet de l'urée par cette voie) fait éliminer immédiatement l'urée du sang par l'estomac et l'intestin, de même que par les sueurs et la salive sous forme de sels ammoniacaux (phosphate et lactate).

(1) Archives de Médecine, T. XIII, 1847.

II. Les vomissements sont proportionnels à l'anurie; la quantité d'urine éliminée est elle-même proportionnelle à l'algidité centrale signe de l'étranglement vrai.

III. En conséquence les vomissements incoërcibles sont un signe d'étranglement vrai.

IV. Les vomissements incoërcibles amènent plus rapidement l'inanisation : à son tour l'inanisation provoque des troubles nerveux (convulsions) et l'abaissement de température.

V. Les vomissements cessent à mesure que les matériaux de l'urine s'éliminent par les sueurs ou par l'urine après la levée de l'étranglement.

CHAPITRE VI.

De la Fièvre dans l'Étranglement herniaire.

Y a-t-il apyrexie dans l'étranglement vrai ?

Le thermomètre nous fournit les éléments de la réponse; mais il faut prendre la température d'heure en heure, depuis le début des douleurs. On conçoit que ce qui échappe à l'hôpital, parce que les patients n'y arrivent souvent que très-tard, pour réclamer des soins, puisse devenir évident, quand on assiste au début de l'étranglement. Nous avons été à même de recueillir deux courbes thermométriques, l'une chez une femme de 58 ans affectée d'une Entéro-Épiplocèle étranglée inguinale oblique et qui mourut des suites de l'opération; l'autre chez une femme de 70 ans, atteinte d'une hernie ombilicale étranglée et morte sans opération.

Ce tableau représente la marche de la température heure par heure.

a b — Abaissement de température, 3 heures consécutives. — Anurie.

b c d — Élévation de température pendant 8 heures. — Oligurie. — Urine claire. — **c** Frisson léger.

d e — Défervescence. — **d** Oligurie, urine sédimenteuse.

e f g — Période d'algidité pendant 7 heures. — Anurie. — Contracture des extrémités supérieures.

f — Opération.

g — Abaissement de température dû au traumatisme opératoire, pendant 3 hs

g h m — Réaction consécutive au traumatisme opératoire.

m — Absence de défervescence. — Mort à 41° — Délire nerveux 10 heures après l'opération.

Température prise toutes les heures à partir de la deuxième heure consécutive à l'étranglement chez une femme de 70 ans atteinte de hernie ombilicale étranglée, morte sans opération.

a b — Abaissement de température pendant 2 heures après le début de l'étranglement. — Anurie.

b c d — Élévation de température pendant 6 heures. — Horripilations. — Hémiplégie incomplète à droite, contracture des extrémités supérieures. — Troubles de la sensibilité, analgésie, thermoanesthésie, apallesthésie, mouches volantes, surdité à gauche et à droite.

d e — Défervescence.

e f — Algidité centrale, algidité périphérique. — Commencement de gangrène des extrémités inférieures.

f — Mort.

Objection. — Il n'y a pas de pyrexie puisque la température ne s'est pas élevée au-delà de 38° 2' et qu'il y a eu à peine augmentation de deux degrés sur le chiffre normal. — Comme le fait très-bien remarquer Hirtz, la fièvre pour prendre un point fixe, est certaine à 38° et même un peu au-dessous. Or, quand on trouve une température de 38° et des dixièmes pendant plusieurs heures et consécutivement à une température très-basse et qu'à la suite il y a défervescence, on peut affirmer qu'on est en présence d'un état fébrile. Il n'y a donc pas apyrexie dans l'étranglement vrai ; ce n'est pas là une affirmation gratuite, c'est un fait mis en évidence par le thermomètre. Pour ne pas tomber dans l'erreur commise par ceux qui affirment sans preuve l'apyrexie, il ne suffit pas de prendre la température à un moment quelconque; mais, dès le début de l'étranglement, afin de pouvoir juger des oscillations de l'état fébrile. Nous définissons l'état fébrile dans l'étranglement vrai, par le mot de fièvre algide, pour marquer l'importance du symptôme algidité ; fièvre algide cessant par le fait de l'opération, quand la réaction s'établit. La réaction elle-même peut être difficile à maîtriser et amener rapidement la mort. Dans la première observation (femme de 58 ans entéro-épiplocèle inguinale étranglée), nous n'avons noté aucun des symptômes de la péritonite, mais simplement un délire nerveux intense, de la carphologie et un état adynamie très-prononcée, en même temps que des signes de pneumonie double. — L'autopsie n'a pu être faite.

Le type de cette fièvre algide est indiqué dans les deux courbes thermométriques ci-jointes : dans ces cas le pouls est petit et l'impulsion du cœur est de plus en plus faible; la température périphérique tend à se mettre en équilibre avec la température ambiante, parce que la perte de calorique ne peut être réparée par l'arrivée du sang chaud, vu l'algidité centrale. C'est aussi à cause de l'algidité centrale, que le patient ne se plaint pas du refroidissement périphérique. Le patient ne frissonne point, il ne tremble pas; c'est à peine si l'on remarque de petits frissons erratiques et de peu de durée au-delà de 38°. Dans le stade de défervescence et dans l'algidité centrale consécutive, la respiration se rallentit de plus en plus, l'haleine est glaciale; puis surviennent des crampes à l'épigastre ou dans les cuisses, un délire doux, tranquille, monotone, puis la mort.

A propos de la femme de 70 ans dont nous avons rapporté la courbe thermique, nous ferons remarquer que l'hémiplégie que nous avons mentionnée pourrait être attribuée à une hémorrhagie intrà-médullaire, sous l'influence de l'ischémie ou du spasme vasculaire qui accompagne l'algidité. Nous ne pouvons rien affirmer à ce sujet, l'autopsie n'a pu être faite et nous n'avons observé ce fait qu'une seule fois.

De la Fièvre dans le pseudo-étranglement.

La fièvre dans le pseudo-étranglement, diffère de l'état fébrile de l'étranglement vrai.

La comparaison des courbes thermiques le démontre suffisamment. Dans le stade de réaction, la température est très-élevée dans le pseudo-étranglement, tandis que dans l'étranglement vrai, le stade pyrogénitique ne dure que quelques heures ; dans le pseudo-étranglement le stade pyrogénétique est prolongé et persiste jusqu'à la réduction de la hernie. Dans le pseudo-étranglement, la fièvre n'est pas accompagnée des mêmes troubles nerveux graves que l'on observe dans l'étranglement vrai. Le délire nerveux que l'on rencontre le plus souvent dans le pseudo-étranglement et en général dans les températures élevées, est un symptôme peu menaçant par lui-même; quant aux autres manifestations des centres nerveux, crampes, contractures, convulsions, nous ne les avons pas rencontrées dans une série de douze cas de pseudo-étranglements.

On pourra juger de l'état fébrile dans le pseudo-étranglement par les deux courbes qui suivent.

La courbe thermique ci-jointe, représente l'état fébrile observé chez un homme de 45 ans, atteint d'une hernie inguinale à droite. La tumeur est du volume d'un gros œuf, pédiculée et rénitente. La ponction aspiratrice a été faite quinze heures après le début des douleurs du pseudo-étranglement. Aspiration de 150 grammes d'un liquide limpide, sirupeux, sans odeur ; réduction de la hernie. — Guérison.

a b c — Stade d'algidité pendant 2 heures à partir du début du pseudo-étranglement.
c d e — Stade pyrogénétique consécutif à l'algidité.
d — Léger frisson.
d' — Délire nerveux.
e — Ponction aspiratrice. — Réduction.
e f — Défervescence brusque après la réduction de la hernie.
f g — Recrudescence fébrile peu intense après l'opération. — **g** Aconitine. — Guérison.

La courbe thermique qui suit est celle de l'état fébrile noté chez une femme de 58 ans atteinte de hernie inguinale à droite ordinairement mal contenue à l'aide d'un mauvais bandage. J'avais prévenu cette femme que si la hernie sortait sans pouvoir rentrer, elle aurait à m'appeler immédiatement. Appelé près d'elle la deuxième heure après l'étranglement, j'observais une tumeur de la grosseur du poing, mal pédiculée et rénitente ; je proposais la ponction aspiratrice après avoir pratiqué sans succès un taxis modéré. Ce n'est qu'à la 31me heure que les parents consentirent à la ponction. L'aspiration amena 400 grammes d'un liquide faiblement rosé. La hernie fut réduite immédiatement et la guérison suivit. Cette même personne vit l'année dernière sa hernie se reproduire ; cette fois, il y avait étranglement vrai ; l'opération pratiquée fut suivie de réaction très-vive, de troubles nerveux, délire, carphologie, adynamie, mort.

a — Température à la deuxième heure de l'étranglement. — **a b** Stade d'algidité. — **b f d p** Stade pyrogénétique.
f — Frisson intense. — **d** Délire nerveux, carphologie.
p — Ponction aspiratrice. — 400 grammes de liquide rosé.
p q — Défervescence brusque à la suite de l'opération.
q r — Recrudescence fébrile dûe au traumatisme opératoire.
r g — Défervescence graduelle. — Guérison.

DEUXIÈME PARTIE.

Indications Thérapeutiques

L'excursion que nous venons de faire dans le domaine de la physiologie appliquée à la pathologie avait pour but de receuillir, chemin faisant, des documents que nous pouvons mettre maintenant à profit au point de vue des indications thérapeutiques. Une préoccupation principale qui doit diriger le chirurgien est de se fixer sur la question de savoir si la hernie doit être opérée ou réduite sans pratiquer la kélotomie ; et dans l'un et l'autre cas, quelle méthode opératoire, ou quel procédé de réduction il faut employer. Si nous parcourons les auteurs, nous verrons que les indications thérapeutiques sont basées sur le mode de l'étranglement : la classification des hernies est purement anatomique. Or cette classification anatomique très-bonne pour nous donner une idée des divers modes d'étranglements, est insuffisante à nous renseigner sur les moyens qui ont pour but de faire cesser les accidents graves à combattre, autrement dit, sur les indications de la ponction aspiratrice, du taxis, de la kélotomie et à propos de celle-ci, dans quel cas la kélotomie avec ouverture du sac, dans quel cas la kélotomie sans ouverture du sac. Quand nous voulons instituer les indications thérapeutiques des étranglements herniaires, pouvons-nous nous baser sur les signes physiques ? Dans la plupart des cas, la chose serait impossible, parce que les signes physiques que nous constatons à travers la peau, n'ont pas de connexions assez étroites avec les caractères anatomiques pour que nous soyons autorisés à conclure des premiers aux seconds. Faut-il s'en rapporter aux signes fonctionnels ; ne sont-ils pas sujets à erreur ? Ne varient-t-ils pas avec l'irritabilité qui diffère selon les tempéraments et suivant l'âge de l'individu. Le chirurgien qui se laisserait guider par l'intensité des symptômes, la douleur, ou par la fréquence des vomissements pour en conclure que la constriction est énergique, pourrait souvent se tromper comme celui qui concluerait en sens opposé par l'absence de ces symptômes. Peut-on faire entrer en ligne de compte le volume de la hernie ? Il n'est personne qui ignore ce fait acquis actuellement à la science grâce au travail de M. Richelot, à savoir que l'étranglement serré, vrai, peut se trouver aussi bien dans les entéro-épiplocèles volumineuses que dans les petites hernies où l'anneau est souvent l'agent de l'étranglement. Le fait a été observé sur des hernies anciennes qui sortaient et rentraient librement ; la constriction est alors aussi forte que dans les petites hernies. L'âge de la hernie nous fournit-t-elle une indication plus précise ? On parle d'opérer à temps, si l'on veut réussir ; les uns parlent d'opérer dans les 24 heures qui suivent les symptômes des étranglements. Le plus clair, est que les auteurs ne s'expliquent pas sur le nombre d'heures qui écoulées permettent encore de faire avec succès la kélotomie. Quoi de plus variable en effet ; on lit des observations de kélotomie pratiquée avec succès après 12, 24, 48 et même 64 heures après l'étranglement : l'âge de la hernie ne peut donc servir d'indication thérapeutique infaillible. Dans d'autres observations, on parle de malades opérés in extremis ; mais quel est le sens de cette expression ? en a-t-on parfaitement établi la valeur, de telle sorte que chacun soit également fixé sur l'interprétation qu'il convient de lui donner ? Peut-on avec plus de certitude se baser sur le siège de l'étranglement herniaire, pas davantage. Constatons il est vrai que dans les hernies crurales l'étranglement herniaire est ordinairement réfractaire au taxis méthodique : ceci est vrai pour le taxis, mais pas pour la ponction aspiratrice, car on peut citer des exemples de réduction de hernies crurales après la ponction aspiratrice ; l'étranglement n'est donc pas toujours produit par l'anneau dans la hernie crurale. Ce n'est ni le volume, ni l'âge, ni le siège de la hernie qui fournissent des indications certaines pour le traitement ; est-ce le toucher ? On peut à la rigueur par le toucher, reconnaître si on a affaire à une entérocèle ou à une entéro-épiplocèle ou à une tumeur à contenu liquide. Mais peut-on par le toucher, juger de l'état de la hernie, de l'étranglement vrai ou du pseudo-étranglement ? En résumé les chirurgiens qui prennent pour base et motif de leur intervention, le volume, l'âge, le siège et les signes extérieurs des hernies étranglées, peuvent faire fausse route ; de même on ne peut s'en rapporter aux signes fonctionnels. Le seul moyen qui nous permette d'affirmer qu'ici il y a étranglement vrai, ici pseudo-étranglement, c'est le thermomètre.

I. — Des indications de la kélotomie.

1° L'abaissement continu de la température centrale accusée par le thermomètre (moins de 36°) est une indication de la kélotomie immédiate, quelque soit le volume, l'âge et le siège de la hernie : En effet l'abaissement de température est le signe pathognomonique de l'étranglement serré, vrai et l'avant-coureur du sphacèle. Cette présomption de sphacèle prochain nous permet de conclure que la kélotomie sans ouverture du sac est tout à fait contre indiquée dans la température inférieure à 36°.

2° L'algidité centrale caractérisée par une température

voisine de 35° 3' à 5', contre indique toute opération et toute intervention, le taxis, la ponction aspiratrice, la kélotomie. L'expérience démontre qu'opérer un patient qui présente une température centrale de 35° 2' c'est s'assurer l'insuccès ; c'est l'algidité centrale qui met le malade à toute extrémité, c'est elle qui justifie l'expression in-extremis. On comprend qu'il y a tout intérêt au point de vue scientifique et surtout thérapeutique à se bien pénétrer des symptômes qui caractérisent la situation dite in-extremis. Jusqu'à cette époque, on s'est souvent servi de ces expressions sans en préciser la valeur et sans donner une définition exacte que chacun puisse reconnaître et accepter. Il n'est personne en effet qui ne sait que la symptomatologie si effrayante des étranglements, n'est pas en rapport avec l'intensité de l'étranglement et ne nous permet pas dans tous les cas de distinguer l'étranglement vrai du pseudo-étranglement, ni de nous faire une idée exacte de la situation du patient ; il y a à ce point de vue grand compte à tenir, de ce qu'on est convenu d'appeler l'irritabilité individuelle. Aussi quel cas peut-on faire des statistiques d'opérés dits in extremis et des succès obtenus en vue de nous guider dans notre détermination d'agir ou de ne pas agir alors qu'on n'a pas fixé le sens des expressions dont on se sert. D'après une statistique composée de six cas dits in extremis on aurait obtenu CINQ succès. (1) Nous ne craignons pas de le dire, si on a eu 5 succès c'est que les patients n'étaient pas à toute extrémité : car ce qui caractérise cette situation ce n'est pas un appareil extérieur intense sujet à bien des variations, mais l'algidité centrale qui se reproduit la même chez les

(1) De la kélotomie dans les cas de gravité extrême des accidents généraux de l'étranglement herniaire — Mémoire lu au Congrès médical de Rouen le 30 septembre 1863 — Goyrand d'Aix.

différentes personnes et dans tous les cas d'étranglement. Les anciens auteurs et les modernes n'ont pas pu tenir compte de l'algidité centrale qui seule fait la gravité de la situation in extremis. L'emploi méthodique d'un moyen d'exploration inconnu jusque ces derniers temps, contribuera pour la plus grande partie à fixer définitivement nos idées à cet égard. Nous avons nommé la thermométrie clinique : bien que les critiques ne lui aient pas été épargnées, ce moyen d'exploration a aujourd'hui fait son chemin et l'on peut prévoir que le temps n'est pas loin, où son emploi sera généralement répandu dans la pratique journalière. En résumé dès que se montrent dans l'étranglement herniaire les accidents généraux graves (hyposthéniques) décrits sous le nom de choléra herniaire, s'agit-il d'intervenir oui ou non ? Quel est le sens de cette intervention ? c'est le thermomètre qui nous donnera la solution de cette question. Au voisinage de 35° 2' à 3' on n'opérera pas, c'est s'assurer l'insuccès, car la commotion traumatique tend par elle-même à abaisser brusquement ou dans l'espace de quelques heures la température à une limite incompatible avec la vie. Vers 36 degrés on est autorisé à opérer : tant que dure la constriction des nerfs cause unique des accidents graves, les excitants les plus énergiques et tous les moyens dynamiques restent sans effet : la levée de l'étranglement est le seul remède efficace. Toutefois si l'on veut s'assurer le succès, il faut absolument prodiguer avant comme après l'opération, tous les soins que réclame le patient et provoquer la réaction par tous les moyens possibles. Il est surtout une règle de bonne pratique dont on ne doit jamais se départir, c'est de ne pas perdre de vue l'opéré jusqu'à ce que la réaction s'est bien dessinée. Si au bout de 5 à 6 heures après l'opération, la réaction ne s'établit pas ou parait avec une lenteur désespérée il y a tout lieu de craindre un pronostic grave.

3° L'étude de la courbe thermique peut au point de vue des indications thérapeutiques, nous rendre encore un grand service dans des circonstances tout opposées, lorsque nous nous trouvons en face d'une température centrale élevée, 40°, 41°. Deux cas peuvent alors se présenter a tantôt une perforation intestinale et une péritonite foudroyante ou une pneumonie aigüe; mais alors la température élevée a été précédée d'algidité centrale, durant plusieurs heures; il n'est pas nécessaire d'insister dans ce cas sur l'inutilité de toute intervention chirurgicale.

b Tantôt un pseudo-étranglement; alors la température élevée n'a pas été précédée d'algidité centrale de longue durée : dans ce cas, on peut temporiser c'est-à-dire avoir recours dans l'ordre suivant aux différents moyens proposés : moyens médicaux, moyens chirurgicaux, ponction aspiratrice et taxis avec ou sans poids, kélotomie sans ouverture du sac et kélotomie avec ouverture du sac quand il y a des symptômes locaux d'inflammation. Les indications de la kélotomie ont été indiquées, nous n'y reviendrons pas, quant aux moyens médicaux nous les passons sous silence, pour insister d'avantage sur la ponction aspiratrice et le taxis.

II. — De la ponction aspiratrice. Indications.

L'acupuncture non aspiratrice, dans l'étranglement herniaire est d'ancienne date ; le mérite de M. Dieulafoy (1) est d'avoir ajouté l'aspiration à la ponction capillaire et d'avoir confondu ces deux opérations en une méthode : ce fait est très important parceque l'on peut en se servant d'un trocart capillaire pratiquer une ouverture imperceptible et susceptible de s'obstruer facilement. Depuis que M. Dieulafoy a émis et réalisé l'idée de ponction aspiratrice dans le traitement de quelques étranglements herniaires, on a rapporté un grand nombre de succès. Il est bon, comme dans toutes les découvertes, de ne pas se laisser éblouir et de tenir compte des insuccès ; en d'autres termes, il importe beaucoup de rechercher les indications de la ponction aspiratrice ; c'est rendre mauvais service à une méthode de traitement que de lui demander plus qu'elle ne peut donner.

Constatons d'abord que la ponction d'une anse intestinale étranglée, pratiquée au moyen d'un trocart capillaire est innocente quoique parfois inefficace. Le professeur Verneuil (2) a pu ponctionner un intestin jusqu'à trois fois sans qu'il en résultât de danger à l'autopsie ; en pratiquant l'insufflation on n'a pu déterminer le passage de l'air, à travers la piqûre cicatrisée. Dans une autre circonstance le professeur Verneuil fit plusieurs perfora-

(1) Dieulafoy. Traité de l'aspiration. — Paris, 1873.

Du traitement de la hernie étranglée par l'aspiration. — Autun. — thèse, Paris, 1871.

Du traitement de l'étranglement herniaire par l'aspiration. — Lecerf. — thèse, Paris, 1872.

Du traitement de la hernie étranglée par aspiration. — Thèse, Paris, 1872. — Brun-Buisson, gazette hebdomadaire numéro 39, 1872.

(2) Comptes-rendus de la Société de Chirurgie du 31 juillet 1872.

tions à la surface d'une anse intestinale ; l'intestin était traversé de part en part; il suintait un peu de sang par une des piqûres ; la réduction fut néanmoins suivie de guérison. D'une façon générale, on peut dire que la ponction aspiratrice est indiquée dans tous les cas, où l'étranglement est produit par la présence de liquides ou de gaz : ceux-ci peuvent alors s'opposer à la réduction, alors même qu'il n'y a pas d'autre obstacle : ce fait a été signalé pour la première fois par Monro d'Édimbourg et Covillard cité par Goursaud. (1) La ponction du sac ne suffit pas toujours ; il faudra la compléter par la ponction aspiratrice de l'anse étranglée pour permettre la réduction. On reconnaîtra facilement aux caractères du liquide, s'il provient du sac ou de l'anse intestinale.

1° Liquide du sac. Il est à l'état normal caractérisé par une sérosité à consistance sirupeuse , incolore analogue au blanc d'œuf et variable en quantité. Dans des circonstances pathologiques, il prend une coloration rose ou rouge foncé ; cette coloration du liquide du sac doit être attribuée à un taxis plus ou moins violent et prolongé ; plus la coloration se rapproche de celle du sang , plus la violence du taxis a été grande. On peut tirer de ce fait, une conclusion très-pratique démontrée par les faits, c'est que, dans ce cas, l'épiploon est toujours contus et comme splénifié par l'infiltration ecchymotique. L'épiploïte phlegmoneuse consécutive est alors à redouter. On se gardera bien alors de réduire les tissus herniés et l'on prendra ses dispositions pour pratiquer immédiatement la kélotomie (Observations de Richet, (2) de Folet (3) de Lille). Quand on reconnaît que l'épiploon est le seul corps du délit,

(1) Mémoires de l'Académie royale de Chirurgie, tome IV.
(2) Richet. — Gazette des Hôpitaux. 27 Juillet 1872.
(3) Folet. — Gazette des Hôpitaux. 17 Décembre 1872.

deux moyens peuvent être employés, l'excision ou l'abandon en-dehors de la cavité abdominale. Cette dernière pratique a été préconisée par Pouteau (1) et a été ensuite adoptée par bien des praticiens. Les chirurgiens espéraient ainsi obturer l'ouverture abdominale au moyen d'un bouchon organique (Stevens).

Le bouchon épiploïque est un moyen rationnel conseillé par la physiologie qui nous enseigne d'opposer aux tissus des tissus de même nature; malheureusement, il est prouvé par les faits que ce procédé est inefficace pour mettre obstacle au retour de la hernie, quand on examine les opérés plusieurs mois après l'opération; tout l'avantage qu'on peut en retirer, c'est que le retour de la hernie est retardé. Goyrand d'Aix (2) explique cette insuffisance du bouchon épiploïque par une transformation ultérieure de l'épiploon qui ne lui laisse ni la forme, ni le volume, ni la consistance qu'il acquiert quelquefois par un long séjour dans le sac herniaire. L'épiploon cesserait d'être une membrane séreuse après la guérison de la plaie et se trouve changé en une masse cellulo-adipeuse qui bientôt revêt les caractères du tissu cellulaire normal de la région.

Bien au contraire, il peut y avoir inconvénient sérieux à maintenir l'épiploon au niveau de la plaie et à changer la direction des portions de l'intestin en rapport avec lui; il peut se former des brides qui peuvent devenir agents d'étranglements; un autre inconvénient que nous ne trouvons nulle part signalé et qui est de pratique journalière c'est que l'abandon de l'épiploon en-dehors de la cavité

(1) Pouteau. — Mélanges de Chirurgie et Œuvres posthumes.

(2) Goyrand d'Aix. — Étude sur l'oblitération du sac herniaire et sur l'oblitération de l'ouverture abdominale par le bouchon épiploïque, comme moyen de guérison radicale. 1858.

abdominale donne lieu aux fusées purulents ou à des abcès phlegmoneux.

2° LIQUIDES DE L'ANSE INTESTINALE ÉTRANGLÉE.

A. — Liquide à couleur transparente, semblable à de l'eau pure, à odeur fétide (ne ressemblant en rien au liquide stercoral), filant, poisseux. Ce liquide est sécrété par l'anse intestinale vide à la suite de l'étranglement; (1) quelques bulles de gaz sortent quelquefois du sein de ce liquide et sont de nature à confirmer cette manière de voir.

B. — Liquide stercoral bien reconnaissable.

Contre-indications de la ponction aspiratrice.

C'est avec raison que l'on dit que la ponction donne d'excellents résultats à la condition expresse d'être pratiquée de bonne heure, c'est à dire lorsque les tuniques peuvent revenir sur elles-mêmes et oblitérer par cela même les ouvertures qu'à créées le trocart capillaire. Quoi de plus vague que cette indication : pratiquer la ponction de bonne heure ? Quel sera l'intervalle de temps écoulé qui permettra de faire la ponction ou qui la contre-indiquera : ici encore la solution est toute fournie par le thermomètre.

La ponction aspiratrice est contre-indiquée :

1° Lorsque à l'algidité centrale succède une température centrale pyrétique, avant la réduction de la hernie ; on est alors en présence d'une péritonite foudroyante : faire la ponction aspiratrice dans ce cas, c'est mettre sur le compte de la méthode un résultat fâcheux qui lui est complètement étranger.

---

(1) A. MOREAU. — De l'influence de la section des nerfs splanchniques sur la production des liquides intestinaux, in-comptes-rendus de l'Académie des Sciences. (16 Mars 1868).

ID. — Expériences physiologiques sur l'intestin, in-comptes-rendus de l'Académie des Sciences. (10 Mai 1870).

2° Dans la réaction avortée : l'abaissement brusque de température après que celle-ci avait commencé à monter, indique le Sphacèle caractérisé le plus souvent par un état phlegmoneux puis emphysémateux des enveloppes de la hernie. En l'absence de signe extérieur la courbe thermique est un moyen précieux de diagnostic.

III. — Du Taxis.

Nous n'insisterons pas sur les règles du taxis, elles ont été exposées par le professeur Gosselin. Nous n'avons pas à parler non plus des différents procédés de taxis précédés ou non de compression avec poids sur la tumeur ou en un point quelconque de la paroi abdominale. Tous ces détails sont de pratique journalière, il n'y aurait rien d'intéressant à ajouter aux descriptions des auteurs, nous ne parlerons que des contre-indications ; pour nous elles peuvent se résumer en quelques mots.

Il y a contre-indication du Taxis :

1° Si, par la ponction aspiratrice, on retire un liquide composé de sanie rougeâtre plus ou moins épaisse ; parce qu'alors, ou bien il y a commencement de sphacèle de l'intestin, ou bien contusion et ecchymoses de l'épiploon ou de l'intestin ; dans ces cas, le taxis produirait les effets les plus fâcheux.

2° Si la température centrale est de 35° 5' : car alors il y a étranglement vrai et le taxis ne ferait que compliquer la situation.

3° Si la température centrale franchit brusquement les limites extrêmes : les températures maxima consécutives à l'algidité centrale, malgré la persistance de l'étranglement, annoncent une péritonite foudroyante.

4° S'il y a péritonite herniaire, les symptômes des hernies enflammées sont le plus souvent manifestes à l'extérieur.

IV. — Des soins à donner avant et après l'opération.

1° Contre l'algidité centrale avant et après l'opération. Il faut employer tous les remèdes internes et externes contre l'algidité, avant l'opération et après. Avant l'opération, pour opérer dans de bonnes conditions, après l'opération pour diminuer les chances d'insuccès. La vérité, comme l'a très bien dit le professeur Verneuil, (1) est que la presque totalité des opérés algides meurent rapidement malgré la levée de l'étranglement. Dans tous les cas d'algidité centrale, il faut donc recourir au traitement médical. Le chirurgien ne doit pas négliger d'ausculter son malade. Y a-t-il congestion pulmonaire intense? on couvre la poitrine de ventouses sèches ou de sinapismes. On aura recours en même temps aux stimulants diffusibles, l'alcool à petites doses (2) ou le vin de Porto ou une infusion de sauge avec quelques gouttes de liqueur ammoniacale anisée. Au dire de Fonssagrives, (3) l'élixir de la Grande Chartreuse serait un des meilleurs stimulants diffusibles. L'emploi de la glace n'est pas non plus à négliger : on ne doit pas craindre d'amener avec la glace un refroidissement plus considérable; on serait bien plutôt fondé en se guidant sur ce que les résultats hydrothérapiques démontrent tous les jours, à attendre de la glace un effet précisément inverse; non seulement la glace est un moyen puissant de réaction contre l'algidité, mais elle modère aussi les vomissements incoërcibles. Dans les cas urgents, on aura aussi recours aux moyens externes, tels que le réchauffement brusque

(1) Bulletin de la Société de Chirurgie.

(2) Parker et Wollowicz. — Proced of the royal Soc of London t. XVIII p. 362.

(3) Fonssagrives. — Hygiène alimentaire p. 84-86.

et en masse (1) (bains de vapeur dans le lit) le massage et les mouvements imprimés aux membres, accompagnés de frictions avec l'alcoolat de mélisse. Dans les cas graves où l'algidité centrale persiste, il y aura lieu de recourir à la faradisation pour retarder l'asphyxie; (2) on électrisera le pneumogastrique : A cet effet, on place un des électrodes dans la fosse suprà-claviculaire (pôle négatif) en le rapprochant autant que possible du point d'insertion du muscle sterno-mastoïdien et l'on pose l'autre électrode (pôle positif) sur le bord interne du même muscle et au-dessus de l'autre. En ayant soin de donner ainsi au courant une direction descendante, on obtiendra à chaque fermeture du circuit, un rallentissement des battements du cœur. Il convient d'avoir recours à des courants à tension élevée, mais à action chimique très-faible (15 à 20 éléments Remak) en employant une action chimique trop forte, on pourrait déterminer des contractions douloureuses qui diminueraient l'influence favorable du courant électrique : on pourrait ainsi augmenter les douleurs de l'étranglement et par le fait augmenter l'algidité. On peut aussi par l'électricité se proposer de remédier aux différents réflexes causés par l'hyperesthésie du grand sympathique. Il est démontré que le courant inverse ou ascendant excite la moëlle et augmente les actions réflexes; tandis que le courant direct agit directement sur les nerfs mixtes et non par action réflexe : on placera le pôle positif à la région lombaire et le pôle négatif à la périphérie et au-dessous de celui-ci dans le rectum par exemple. Dans ce cas on excite le système vasculaire par l'intermédiaire de la moëlle d'où le grand sympathique tire son

---

(1) Expériences de Walther (Virchow's Archiv. t. XXV p. 414 et Reichert's Archiv. 1865, p. 25, cité par Redard.

(2) A. Cyon. — Principes d'électrothérapie, Paris, 1873.

origine : les expériences de Thiry et de Ludwig ont fait voir l'action des nerfs splanchniques sur la tension vasculaire.

Il nous reste une question importante à examiner au point de vue de la kélotomie : doit-on s'abstenir de l'administration du chloroforme. La réponse peut être tirée de l'examen des faits. L'expérience démontre que chez les opéres algides le chloroforme est inutile et dangereux. Le chloroforme est inutile dans l'algidité car la sensibilité générale et tactile étant alors diminuée, il devient facile d'opérer sans qu'il en résulte une grande douleur pour le patient. M. Guéniot a pu opérer le débridement sans chloroforme chez un enfant de trois mois, sans que l'enfant manifestât de sensation pénible pendant l'excision ; il m'est arrivé aussi d'opérer sans chloroforme une femme de 58 ans d'une extéro-épiplocèle inguinale et de n'avoir pas déterminé une douleur insupportable. Desprès opère les hernies sans chloroforme ; il convient aussi que l'opération n'est pas douloureuse ; l'incision de la peau est seule pénible. Rigaud de Nancy (1) croit préférable de ne pas se servir de chloroforme. Le premier temps seul, dit-il, est douloureux et de moins en moins à mesure que l'algidité progresse; mais l'avantage qu'aurait alors son emploi est contre-balancé par les inconvénients d'un réveil imprévu ou de mouvements volontaires. — Les malades d'ailleurs sont maintenus par l'espoir d'un prompt soulagement et par la crainte d'augmenter les dangers d'une opération dont ils savent que dépend le salut. C'est au moment de la rentrée des viscères herniés que le relâchement complet serait nécessaire mais l'action du chloroforme est alors épuisée et le chirurgien peu ou mal secondé ne peut plus

(1) Gazette des hôpitaux, jeudi 18 février 1875.

s'en occuper. On remplacera avantageusement le chloroforme par les pulvérisations d'éther sulfurique neutre avec l'appareil de Richardson : celles-ci amènent l'anesthésie et même l'ischémie cutanée, d'après les recherches du Docteur Letamendi (1) confirmées par les recherches de M. Cardenal dans le laboratoire du professeur Vulpian ; on aura soin de se servir d'éther sulfurique pur, non étendu d'alcool.

Le chloroforme est dangereux 1° parce qu'il abaisse la température ; l'abaissement est d'à peu près un degré ainsi que l'a constaté Paul Redard chez des malades de Demarquay (2) qui lui même avait depuis longtemps signalé le même fait ; 2° parce qu'il a une influence nocive sur la respiration et la circulation ; le chloroforme amène progressivement l'apnée syncopale, la syncope épileptiforme et la paralysie du cœur. Le danger du chloroforme devient évident quand on rapproche les effets du chloroforme, de la pathogénie des symptômes des étranglements herniaires vrais. Dans l'algidité centrale qui accompagne l'étranglement vrai, existe un abaissement de température dont le maximum ne peut être dépassé sans amener la mort. De plus il y a tendance constante aux congestions et au rallentissement des battements du cœur et à la coagulation du sang. Si dans ces conditions, on administre le chloroforme, on augmente encore ses propriétés ; dans ce cas il arrive souvent que les malades ne se remontent pas, mais ils s'éteignent pour ainsi dire ; la mort arrive par asphyxie lente dans un délai plus ou moins rapproché de l'opération. (3) Ces accidents dûs à la chloroformisation dans le cas de basse température s'expliquent par l'état

(1) Gazette des hôpitaux, 1876.
(2) Étude de thermométrie clinique, Paul Redard.
(3) Lannelongue (o) in bulletins de la Société de Chirurgie.

fonctionnel du système nerveux troublé par l'ischémie célébrale et qui ébranlé et mal nourri n'offre pas une résistance suffisante à l'action de l'anesthésique et par l'altération du sang qui fait que celui-ci est disposé à la coagulation ; coagulation favorisée par l'action paralysante du chloroforme sur le cœur.

Une autre question est à résoudre : Après la kélotomie ou après la réduction de la hernie par un moyen quelconque, faut-il administrer un purgatif ou l'opium ? La plupart des auteurs, au lieu d'administrer des purgatifs pour rétablir le plutôt possible les garde-robes pensent qu'il convient d'administrer l'opium (1) à doses fractionnées pour prévenir l'inflammation dont les tissus herniés peuvent devenir le siége. Cette manière de faire est rationnelle, mais il est bon de noter quel est le moment opportun de l'administration de l'opium. Il est bon, selon nous, de s'abstenir dans le stade algide consécutif à l'opération ; ce serait vouloir ajouter la stupeur à la stupeur si l'on ne tenait compte de cette remarque qui a son importance; l'opium ne peut être utile qu'autant que la réaction est déjà commencée.

2° Des soins à donner avant et après l'opération, dans le stade pyrogénétique.

Dans les températures élevées, on donnera avec avantage un mélange de teinture de Beaumé et de liqueur de Fowler ; cette médication s'oppose avantageusement aux congestions et aux engorgements des viscères qui dépendent de la stase veineuse. On peut également donner la strychnine et l'arsenic sous forme de granules jusqu'à

---

(1) MONOD — LETENNEUR — DEMARQUAY — Bulletins de thérapeutique, tome LIX, p. 295.

Médical Times and Gazette, premier volume, p. 130, 1861.

LEFORT — Gazette hebd. 17 février 1865.

effet ; (1) nous faisons allusion aux granules d'arséniate de strychnine de Burggraëve. Comme le fait très-bien remarquer le professeur de Gand (2) la combinaison de la strychnine à l'arsenic est doublement heureuse : l'arsenic fluidifie le sang, métallise en quelque sorte la fibre nerveuse, lui enlève sa sensibilité exagérée diminue surtout l'hyperesthésie, cause de tous les maux. Quant à la strychnine, son effet thérapeutique n'est pas moins heureux : les parenchymes viscéraux en se resserrant sous son influence, deviennent moins perméables au sang et pour le poumon en particulier, cette constriction thérapeutique des vaisseaux, n'empêche pas que la perméabilité à l'air en soit diminuée.

V. — Du Météorisme. — Indications thérapeutiques.

Le météorisme dépend ici d'un réflexe parésiant le grand sympathique et le nerf vague : la source étant enlevée, le réflexe cesse aussi ; mais l'effet persiste si on ne vient pas en aide à la nature.

Le traitement rationnel consiste 1° en la compression méthodique du ventre avec une ceinture ouatée et en caoutchouc ; cette compression empêche : **A.** les vomissements ; **B.** favorise la disparition du météorisme en faisant contre-poids qui permet aux gaz comprimés de s'évacuer par l'anus ; **C.** favorise la circulation abdominale en s'opposant à la dilatation des vaisseaux consécutive à leur tension ; **D.** immobilise les intestins et supprime les mouvements péristaltiques trop violents.

2° En lavements froids ; comme les lavements froids provoquent les mouvements péristaltiques du tube digestif

(1) Burggraëve — Médecine dosimétrique.
(2) Répertoire de médecine dosimétrique.

on se gardera de les donner immédiatement après l'opération.

Comme traitement interne, les strychnées que nous avons indiquées au chapitre des *indications thérapeutiques des températures élevées*, sont ici d'une grande utilité. Quand tous les moyens ont échoué et que le météorisme persiste malgré la levée de l'étranglement, le météorisme dépend alors d'une atonie prolongée du plan musculaire; dans ce cas l'électricité sera de mise. Un excitateur olivaire d'un appareil de Gaiffe est introduit dans le rectum et l'autre muni d'une large éponge appliquée dans la direction du Colon transverse; sous l'influence de l'électricité, les parois abdominales se contractent et des borborygmes se font entendre pendant l'application du courant. (1) On arriverait au même résultat et peut-être sans procurer autant de douleur, par l'électrisation de la moëlle par les courants continus; mais on ne peut les appliquer immédiatement après une opération, car ces courants redoublent les contractions péristaltiques, au moment de leur application.

Quand tous les moyens ont échoué contre le météorisme, il n'est pas probable que la ponction réussira. D'après ce que nous avons vu dans l'explication du météorisme, il faudrait faire autant de ponctions aspiratrices qu'il y a de segments de l'intestin météorisé. Une détente partielle ne favorisera pas le retour de la communication entre les différents anses de l'intestin, comme nous l'avons expliqué plus haut.

---

(1) Dr Mario Giommi. — Il Raccoglitore Médico et Annales d'électricité et d'hydrologie médicale.

CONCLUSIONS.

I. — Les symptômes graves observés dans les étranglements herniaires dépendent des lésions des nerfs des tissus étranglés, intestin, épiploon, appendice vermiculaire. A l'étranglement vrai, serré, correspond le maximum des lésions des nerfs; au pseudo-étranglement correspondent des lésions des nerfs peu marquées et même peu appréciables.

II. — Ces lésions des nerfs des tissus étranglés peuvent retentir à la périphérie et en un point voisin de l'étranglement : on observe alors des troubles trophiques cutanés, tels que phlyctènes; dans ce cas, les nerfs du territoire occupé par les phlyctènes présentent des lésions appréciables qu'on ne peut rapporter au traumatisme par pression d'un bandage défectueux. Ces troubles trophiques cutanés ne paraissent pas être en rapport avec le degré de l'étranglement des nerfs des tissus étranglées.

III. — L'étranglement vrai est toujours caractérisé :

1° Par l'algidité périphérique et centrale (sauf pendant 2 ou 3 heures dans la réaction avortée au début), l'état fébrile a une courbe thermique spéciale et mérite le nom de fièvre algide.

2° La congestion pulmonaire ou des manifestations pleurétiques latentes.

3° Par des troubles nerveux variables selon les sujets :

A. Crampes dans les membres inférieurs et à l'épigastre; dans ce dernier cas les crampes sont analogues aux douleurs expultrices de l'enfantement.

B. Contractures des extrémités supérieures.

C. Stupeur, collapsus, coma.

D. Chez les sujets prédisposés (athéromateux), hémiplégie complète ou incomplète.

4° Par des troubles de l'uropoïèse, anurie, oligurie.

5° Par des troubles des voies digestives, vomissements incoërcibles proportionnels à l'anurie.

IV. — L'algidité centrale ou 35° 2' à 3' caractérise la situation in extremis : d'une façon générale tout abaissement brusque et permanent de la température centrale de un degré et demi au-dessous de la normale, est d'un pronostic fâcheux.

V. — Le pseudo-étranglement est toujours caractérisé :

A. Par une fièvre à courbe thermique spéciale ; la défervescence ne s'établit qu'avec la réduction de la hernie, la température restant toujours très-élevée jusqu'à cette époque.

B. Par le délire nerveux peu menaçant par lui-même, mais empruntant de la gravité aux autres troubles nerveux, carphologie, adynamie et aux troubles pulmonaires qui peuvent l'accompagner.

VI. — Les indications des moyens chirurgicaux sont basées sur la thermométrie clinique.

Température inférieure à 36° — kélotomie immédiate avec ouverture du sac.

Température inférieure à 35° 2' à 3' — s'abstenir de tout moyen chirurgical.

La température supérieure à 40° et consécutive à la fièvre algide, indique une péritonite foudroyante ou une pneumonie ; de là, la nécessité d'ausculter les herniés.

La température supérieure à 40° dès les premières heures de l'étranglement, indique un pseudo-étranglement ; on aura recours alors aux moyens médicaux et quand le taxis ou la ponction aspiratrice sont inefficaces, à la kélotomie sans ouverture du sac.

VII. — La couleur et la consistance du liquide retiré par la ponction aspiratrice est un moyen qui peut être utilisé pour préciser l'état des tissus herniés, en l'absence de thermomètre ; de là l'utilité de la ponction aspiratrice comme moyen de diagnostie dans les cas douteux.

VIII. — Ne jamais quitter un opéré d'étranglement herniaire jusqu'à ce que la réaction ait commencé à s'effectuer ; la réaction doit se faire dans les 5 heures qui suivent l'opération.

IX. — Dans la kélotomie pratiquée pour un étranglement vrai, on s'abstiendra de chloroforme :

1° Parce qu'il abaisse la température qui est déjà près d'une limite incompatible avec la vie ;

2° Il provoque la syncope, la coagulation du sang favorisée déjà par l'algidité ;

3° Il est inutile parce que dans l'étranglement vrai il y a diminution de la sensibilité périphérique, hypalgésie et apallesthésie.

X. — Le chloroforme sera réservé pour les pseudo-étranglements soit pour pratiquer le taxis soit pour effectuer le débridement.

XI. — Si l'on est partisan d'administrer l'opium au lieu de purgatif après l'opération, on aura soin de ne pas l'administrer dans la période d'algidité qui suit le traumatisme opératoire.

XII. — D'autres indications ne sont pas à négliger :

Contre les congestions viscérales, on donnera la strychnine.

Contre la faiblesse et l'ataxie des battements du cœur, on administrera l'aconitine et la digitaline.

Contre les températures hyperpyrétiques du pseudo-étranglement ou de la réaction consécutive au traumatisme opératoire dans le débridement de l'étranglement vrai, on donnera la vératrine.

XIII. — Après l'application des moyens chirurgicaux, kélotomie, taxis, ponction aspiratrice, on immobilisera l'abdomen et le tube digestif au moyen d'une large ceinture élastique ; ce moyen est plus que l'opium applicable à tous les cas.

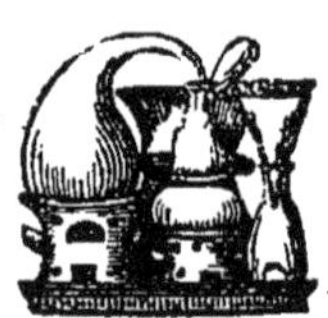

www.ingramcontent.com/pod-product-compliance
Ingram Content Group UK Ltd.
Pitfield, Milton Keynes, MK11 3LW, UK
UKHW012101240726
13965UKWH00004B/1464

9 782013 624770